# 实验针灸学实验指导

## （新世纪第五版）

（供针灸推拿学、康复治疗学等专业用）

主 编　郭　义（天津中医药大学）
　　　　赵　雪（天津中医药大学）

全国百佳图书出版单位
中国中医药出版社
·北 京·

**图书在版编目（CIP）数据**

实验针灸学实验指导 / 郭义，赵雪主编 . —5 版 . —北京：
中国中医药出版社，2021.6（2023.11 重印）
全国中医药行业高等教育"十四五"规划教材配套用书
ISBN 978-7-5132-6814-1

Ⅰ . ①实… Ⅱ . ①郭… ②赵… Ⅲ . ①针灸学—实验—
中医学院—教材 Ⅳ . ① R245-33

中国版本图书馆 CIP 数据核字（2021）第 052705 号

**融合出版数字化资源服务说明**

全国中医药行业高等教育"十四五"规划教材为融合教材，各教材相关数字化资源（电子教材、
PPT 课件、视频、复习思考题等）在全国中医药行业教育云平台"医开讲"发布。

**资源访问说明**

扫描右方二维码下载"医开讲 APP"或到"医开讲网站"（网址：www.e-lesson.cn）
注册登录，输入封底"序列号"进行账号绑定后即可访问相关数字化资源（注
意：序列号只可绑定一个账号，为避免不必要的损失，请您刮开序列号立即进行
账号绑定激活）。

**资源下载说明**

本书有配套 PPT 课件，供教师下载使用，请到"医开讲网站"（网址：www.e-lesson.cn）认证教
师身份后，搜索书名进入具体图书页面实现下载。

---

**中国中医药出版社出版**

北京经济技术开发区科创十三街 31 号院二区 8 号楼
邮政编码　100176
传真　010-64405721
河北品睿印刷有限公司印刷
各地新华书店经销

开本 787×1092　1/16　印张 9.5　彩插 0.25　字数 213 千字
2021 年 6 月第 5 版　2023 年 11 月第 3 次印刷
书号　ISBN 978-7-5132-6814-1

定价　39.00 元
网址　www.cptcm.com

服 务 热 线　010-64405510　　微信服务号　zgzyycbs
购 书 热 线　010-89535836　　微商城网址　https://kdt.im/LIdUGr
维 权 打 假　010-64405753　　天猫旗舰店网址　https://zgzyycbs.tmall.com

全国中医药行业高等教育"十四五"规划教材配套用书

## 《实验针灸学实验指导》编委会

# 全国中医药行业高等教育"十四五"规划教材配套用书

## 《实验针灸学实验指导》融合出版数字化资源编创委员会

主　编　郭　义（天津中医药大学）　　赵　雪（天津中医药大学）

副主编　王　颖（安徽中医药大学）　　沈梅红（南京中医药大学）

　　　　王洪峰（长春中医药大学）　　刘阳阳（天津中医药大学）

　　　　张　晶（山东中医药大学）　　王培育（河南中医药大学）

　　　　彭　艳（湖南中医药大学）

编　委　（以姓氏笔画为序）

　　　　王亚军（甘肃中医药大学）　　王洪彬（华北理工大学）

　　　　卢　峻（北京中医药大学）　　纪　峰（福建中医药大学）

　　　　李永平（青海大学）　　　　　杨　路（南方医科大学）

　　　　杨志虹（贵州中医药大学）　　吴建丽（黑龙江中医药大学）

　　　　辛思源（承德医学院）　　　　汪丽娜（上海中医药大学）

　　　　张　波（江西中医药大学）　　张　浩（西南医科大学）

　　　　张　萌（河北北方学院）　　　张小卿（辽宁中医药大学）

　　　　张承舜（成都中医药大学）　　陈永君（广州中医药大学）

　　　　邵晓梅（浙江中医药大学）　　金晓飞（山西中医药大学）

　　　　屈红艳（陕西中医药大学）　　孟培燕（湖北中医药大学）

　　　　赵　嬿（云南中医药大学）　　郭　斌（宁夏医科大学）

　　　　凌　希（广西中医药大学）　　黄　娟（内蒙古医科大学）

　　　　黄思琴（重庆医科大学）　　　智　勇（新疆医科大学）

　　　　潘丽佳（河北中医学院）

# 编写说明

实验课是实验针灸学课程的重要组成部分,是培养学生实验技能,巩固、加深理论课知识,启发学生创新思维的重要实践平台。

在经历了近 30 年的实验针灸学实验课教学实践后,我们已积累了比较丰富的实验教学经验和实验项目,因此,编写《实验针灸学实验指导》以专门用于实验课教学。

本书在"十二五""十三五"《实验针灸学实验指导》的基础上进行了重新修订。将原理论课教材中关于实验针灸学研究程序与方法的内容放入实验指导中;对常用实验动物针灸穴位参照中国针灸学会发布的团体标准进行了修订;编入了更多的 PBL 实验教学项目,鼓励在教学中使用;同时编创了配套的数字化教材,应用丰富的案例、图片、动画、视频等素材,将本教材中的延展内容和相关其他学科知识进行了充分补充,以提高教材的内容含量,丰富知识。

在内容编排上,第一章为实验针灸学研究程序与方法;第二章为实验针灸学实验基础知识;第三章为实验针灸学实验,共设置了 45 个实验项目;第四章为 PBL(基于问题的学习)实验教学指导,编入了 9 个 PBL 实验教学教案。目前,部分高校将实验课作为一门单独的课程开设(而不仅是作为理论课的实验教学部分),本书不仅适用于常规的实验课教学使用,更适用于将实验课作为独立课程开设使用。

全国 34 所高等中医药院校长期从事实验针灸学教学的教授、副教授参加了本教材的编写工作。本书采取主编负责制,各副主编主持审校相关章节。具体编写分工如下:第一章,邵晓梅、黄娟、张小卿、张浩、赵雪,由王洪峰、赵雪统稿;第二章,潘丽佳、王亚军、李永平、郭斌、黄思琴、彭艳、智勇、刘阳阳、屈红艳,由彭艳、刘阳阳统稿;第三章,张承舜、杨志虹、金晓飞、张波、王洪彬、张萌、杨路、辛思源、孟培燕、凌希,由王频、王培育、沈梅红统稿；第四章，纪峰、陈永君、汪丽娜、赵嬛、卢峻、吴建丽，由张晶统稿。全书最后由郭义、刘阳阳、赵雪统稿，李艳伟、杨静雯、李颖协助做了大量的统稿及校对工作。在此，谨对参与本书编写的教师和单位致以真诚的感谢。本次数字化教材是由卢岩、刘阳阳负责，全体编委参与创作。

各院校师生在使用本书过程中，若发现疏漏之处，敬请提出宝贵意见，以便再版时修订。

《实验针灸学实验指导》编委会

2021 年 4 月

# 目 录

# 第三章 实验针灸学实验

## 第四章　PBL 实验教学指导

# 第一章 实验针灸学研究程序与方法 ▷▷▷▷

## 第一节 实验针灸学研究程序

实验针灸学的科学研究与其他学科一样，是发现问题、分析问题和解决问题的过程，要确保研究过程的科学性，必须按照科学研究的基本程序进行。其基本程序是：科研选题→文献检索→建立假说→科研设计与实施→撰写论文。

### 一、科研选题

科研选题是指根据选题的原则、遵循选题的程序，确定研究具体科学问题的过程。科研选题是科研活动的起点，集中反映了研究者的专业知识理论水平、科学思维能力、知识结构等，是科学研究过程中具有战略意义的首要问题和关键环节，在一定程度上决定了科学研究的价值和意义。

#### （一）基本原则

**1. 需求性** 主要包括两层含义，其一是指选题必须符合社会需要，注重临床实践和实用性，其二是要满足针灸学科和针灸理论发展的需要，注重理论探索和学术发展。

**2. 科学性** 是指科研选题必须以一定的科学理论和客观事实为依据，在已有的科研实践基础上，借助文献资料和个人的经验总结，经过归纳、演绎、类比、分析、推理等科学思维确定科研选题并形成科学假说。切忌凭主观臆测选题。

**3. 创新性** 是指选题必须具有先进性、独创性和新颖性。要选择前人没有解决或没有完全解决的问题，研究的结果应该是前人所不曾有过的成就，即独创、修改和拓延前人研究成果的课题。科研创新可以是理论上的新发现、新见解，体现在科研思路、科研选题等源头创新，也可以是新技术、新产品、新设计、新工艺、新方法等。选择具有创新性的课题需要在科研过程中目光敏锐，抓住线索，跟踪追击，以求突破。

**4. 可行性** 是指具有实施并完成课题的必要条件和保障，即对课题能否按计划进行并取得预期成果的评估。选题必须与自己具有的理论水平、技术能力、经费状况、研究条件等相适应，在自己管理和调控的范围内是否能够满足科学研究的需要等，以便按期完成研究工作。

## （二）选题种类

**1. 基础研究** 是以增加科学技术知识、解决未知领域的理论问题为目的，探索在中医针灸领域中，带有全局性的一般规律的研究。如对经络腧穴理论的科学内涵、针灸效应原理、针刺得气的科学基础、灸法治病的科学原理等研究。这类研究的特点是一般不以具体应用为目的，其探索性强，对研究方法要求高。这方面的研究成果可能对整个中医针灸领域甚至可能对生命科学领域产生深刻的影响。

**2. 应用研究** 是以应用为目的，针对中医针灸实践中的某一具体问题进行研究并提出解决问题的方案、方法的研究。如针灸防治临床各科疾病的临床方案、疗效评估体系等的研究。这类研究的特点是采用基础研究提供的理论和成果，解决具体的问题，因此实用性强，理论和方法比较成熟，风险较小，在课题设计上要求技术路线清晰、方法具体可行、成果具有推广价值。

**3. 开发研究** 是以物化研究为目的，运用基础和应用研究的成果，研制出产品或对产品进行技术工艺改进的创造性研究。如对中医针灸诊疗仪器的研制或改造等。这类研究是采用较成熟的理论和技术进行产品研究，未知因素较少，风险低，成功率高，具有投资大、经济效益高的特点，这类研究多与企业合作进行，也是今后鼓励的方向。

以上三类研究选题虽然不同，但却密切相关。基础研究为应用和开发研究提供理论支撑，应用研究为基础研究提供素材和思路，开发研究又是应用研究的拓展和延伸。前二类研究以社会效益为主，而开发研究则以经济效益为主。

## （三）选题思路

**1. 从临床或科研实践中选题** 人们在医学实践中常常会发现一些问题或对某种现象的机制产生一定的想法，这种原始的问题或初始意念是选题的重要线索。例如从针刺可以治疗一般痛证中受到启发，联想到以针刺代替止痛药用于手术后止痛，由此进一步想到针刺能否用于术前镇痛以及针刺为什么有镇痛作用等。这种选题方式往往从临床或科研实践出发，其目的也是解决临床或实践中常遇到的问题。

**2. 从文献查阅中选题** 通过查阅文献，在全面了解某个领域科学研究的历史和现状的基础上，认真思考前人观点和研究成果的优劣和方法学上的缺失或局限，发现空白点，从而提出问题或形成一定的想法。例如，腧穴配伍的目的是充分发挥穴位之间的协同效应，但人们在阅读文献时常常发现关于腧穴配伍拮抗或无效的报道，就可能联想到哪些穴位配伍产生了拮抗作用，其机制是什么，采用什么技术手段进行研究等问题，这些都可以成为有价值的选题方向。

**3. 从学科交叉融合中选题** 传统针灸学与现代医学各学科之间也有许多共通之处，通过学科渗透和交叉的方法可发现许多选题线索，例如将针灸学与神经生物学、生物力学等学科结合，找到交叉点和共同点提出问题，也是一种选题思路。

**4. 从学术争论中选题** 科学的发展产生了不同的学术理论或学术争议，以往的科学理论有可能不能完全解释新现象或新事实，从这些争议或理论局限入手选题也是研究选题的重要途径。

## 二、文献检索

文献检索是根据课题需要，运用科学的查找方法，利用各种检索工具和数据库等文献信息资源，以获取文献信息为目的，从众多的文献中迅速而准确地查出特定的文献、事实、数据的工作过程。无论是提出科学问题、形成科学假说或解决科学问题，均应在充分研究文献的基础上进行，文献检索可以起到掌握前沿、发现问题、完善假说、避免重复和扩大视野的作用，查阅文献、收集信息贯穿于课题研究的全过程。

### （一）文献检索的基本过程

**1. 明确检索方向和要求** 要明确研究的方向和要求，确定所需文献的主题范围、时间跨度、地域界限、载体类型等。研究方向越明确，要求越具体，检索的针对性越强，效率也越高。

**2. 确定检索工具和信息源** 检索工具是否恰当直接影响检索的效率，通常要求研究者根据现有条件，在自己所熟悉的检索工具（书目、期刊指南、索引、文摘等）和自己能把握的信息源（图书杂志、大众媒体、磁盘、光盘、计算机网络等）中查找文献。目前运用最多的是计算机检索，它主要是通过检索各种数据库和搜索引擎实现，搜索引擎适用于查找最新文献咨询或隐性资源，专业性的检索主要依靠检索各种数据库。

**3. 确定检索途径和方法** 选择好检索工具后，需进一步确定检索途径和方法，研究者可根据既定的文献标识，如作者名、文献名、文献代码、图书分类体系、主题词等进行检索。

**4. 对检索到的文献加工处理** 一个完整的检索过程还包括对检索到的文献的加工处理，即对文献进行分类整理，筛选鉴定，剔除重复和价值不大的文献，核对重要文献的出处来源。全面、准确、迅速地收集真实可靠的文献，是决定文献研究质量的关键。只要有可能，尽量使用第一手资料即一次文献。

在文献的收集过程中，还需要对文献资料进行外在评价和内在评价。外在评价是指对文献的有效性进行评价，主要确定文献是否真实、可靠。内在评价是指对文献内容的意义、精确度和可信程度进行评价，主要确定文献内容的科学性。对文献内容要进行定性分析和定量分析（详见第一章第二节）。在文献研究中评价和分析常结合进行。若材料来源不真实，则不能采用；若内容真实，但与研究问题无关，也不能被采用。

### （二）文献检索的途径

检索途径指由检索工具提供的以各种检索标识编排而成的检索入口，如各种索引和目次。各种检索工具有不同的检索途径，可分为两类：一是反映文献外表特征的检索途径，如著者、题名、序号等，二是反映文献内容特征的检索途径，如主题、关键词等。

**1. 依据文献外表特征的检索途径**

（1）题名途径：题名指文献的名称，如书名、刊名、篇名、特种文献名等。题目途径是将有关的题名编排成索引或目录，并以其名称作为检索用词来检索文献，适用于独立出版物（文献）的查找，故它是检索图书与期刊的主要途径。

（2）著者途径：是按文献上署名的著者、编译者的姓名或机构团体名称编制的索引进行查找的一种方法。运用著者途径进行检索，能够直接追踪学科或专业的知名专家、学者或学术机构的研究方向和研究成果。

（3）序号途径：是利用文献的各种代码、数字编制而成的索引进行查找的方法。如检索专利文献、标准文献等特种类型文献时，是根据它们批准或颁布时的编号编制的序号索引作为检索途径。

**2. 依据文献内容特征的检索途径**

（1）主题词途径：是通过反映文献资料内容的主题词来检索文献，即利用从文献中抽象出来的，或经过人工规范化的，能够代表文献内容的主题词来检索。它打破了按学科分类的方法，使分散在各个学科领域里的有关课题的文献集中于同一主题，使用时就如同查字典一样按字母顺序找到所需的主题词，在该词下，列出反映该主题内容的有关文献。

（2）关键词途径：是直接从文献中抽出来的具有实质性意义的词，其主要特征是未经规范化处理，也不受主题词表控制，又称自由词，用于计算机作为自然语言检索。编制关键词索引速度快，但因未做规范化处理，不能进行选择和控制，故索引质量粗糙。关键词又分为"题内关键词"和"题外关键词"两种，前者是将仅在题目内找出的实质性的词作为关键词，后者是从文摘或正文中找出的关键词。运用关键词途径检索文献，需要考虑选作检索用词的关键词是否有同义词、近义词，并在检索时将它们均作为检索用词以避免漏检。

（3）分类途径：是根据文献主题内容所属的学科属性分类编排，将类目按照学科知识体系的内在逻辑关系来排序，以学科属性为分类标准，属族性检索，能反映学科概念上的隶属、等级、派生和平行关系。

除了以上检索途径之外，还有引文途径、代码途径等，应根据课题需要选用相应的检索途径，以获得相关文献。

## （三）文献检索的方法

**1. 直接法**　是利用文摘或题录等各种文献检索工具查找文献的方法，按时间顺序查找，可顺查、倒查和抽查。

（1）顺查法：自课题研究的起始年代，从远到近查找。这种逐年顺查的方法比较全面，不易遗漏，缺点是比较费时间，检索效率低。

（2）倒查法：与顺查法相反，是由近而远、逆时间顺序的检索方法。这种方法适用于一些新课题或有新内容的老课题，省时省力，查找效率高，但容易遗漏有用的文献。

（3）抽查法：针对学科或课题的研究特点，根据文献资料发表集中的年代或时期，抽出其中一段时间进行文献检索的方法。一般适合在熟悉该学科、课题发展的情况下使用。

**2. 引文法**　也称追溯法或扩展法，是利用现有文献资料后面所附的引用参考文献进行追溯查找。这是检索者最常用的一种方法，它可以扩大文献的检索范围，节省查找书目、索引等检索工具的时间，由远及近将一批有关文献查出来，一般多利用述评、综述或专著进行追踪查找。

**3. 分段法**　也称循环法或交替法，就是将上述两种方法结合使用，即先通过选定的检索工具查找出一批文献，然后再利用文献所附的参考文献来追溯查找，如此交替地往前推移。这种方法多在科研人员选定了课题、制定了科研计划后才使用。

### （四）文献综述的撰写

文献综述是对文献资料的综合评述，是对某一方面的专题在搜集大量情报资料后经综合分析、归纳总结后而写成的一种文章，反映了当前某一领域中某分支学科或重要专题的最新进展、并提出学术见解和建议等。

**1. 文献综述的特征**　文献综述通过对过去和现在研究成果的深入分析，指出目前的研究水平、动态、应当解决的问题和未来的发展方向，提出自己的观点、意见和建议，具有内容浓缩化、集中化和系统化的特点。一个成功的文献综述，能够以其严密的分析评价和有根据的趋势预测，为新课题的确立提供强有力的支持和论证，它起着总结过去、指导提出新课题和推动理论与实践新发展的作用。

**2. 文献综述的要求**　资料全面、新颖；评价客观，公正；重点突出，提纲挈领；叙述简明，篇幅适中；文献准确，不能混淆文献中的观点和作者的个人观点。

**3. 文献综述的结构**　除题名、作者、摘要外，一般分为4个部分。

（1）前言：要求说明写作目的，确定综述的内容与文献引用的范围，介绍本题目的历史、现状，概括该篇综述的学术意义。如果属于争论性课题，要说明有关问题的现状争论的焦点。

（2）正文：是文章的核心。采用分段论述的方式，各段之间按照一定的逻辑顺序论述，如时间顺序、主次顺序、结构顺序或演绎顺序等，可分列小标题，做到层次分明。开头应以论点引路，以论点带论据的方法组织材料，以文献资料中的实验结果或调查统计材料来论证这一观点，客观地、实事求是地反映出主题的发展过程。论据主要包括所阐述问题的进展、发现的新现象、提出的新观点、不同的争议、存在的问题等，需要引用一次文献。

（3）总结：是综述文章的全篇缩影，总结主要的论点和论据后，得出结论，适当地表明自己的学术观点或倾向，简单评论有争论的问题，就这一领域提出建设性的意见等。一篇有价值的综述可发人深省，具有导向性价值，是科学研究正确选题之前的重要参考。

（4）参考文献：是文献综述不可缺少的部分，一是为综述提供依据，二是为读者进一步研究提供原始材料的线索，三是尊重被引证学者的劳动。参考文献编辑时应条理清晰，便于查找，内容包含作者名、书名或期刊名、出版时间或期刊的年、卷、期及页码等。

## 三、建立假说

科研假说是根据已知的科学事实和科学原理，对所研究的问题进行假定性的解释和说明。假说的建立为科研设计提供了目标，为科研展开提供了焦点和主线，是对研究工作的具体引导，使研究方向明确清晰，避免了研究的盲目性；建立假说是科学研究的核心问题，假说的正确与否从根本上决定科研工作的成败，假说水平的高低决定科研成果水平的高低。

### （一）假说的特性

**1. 来源的科学性**　假说具有科学理论和事实的基础，与临床实践经验和已知的科学理论和基本事实相符合。中医学科学假说大多是在大量临床实践的基础上摸索总结出来的，带有规律性的认识或提炼概括出的理论思维。如经络实质的二重反射假说认为，针刺穴位一方面可以通过中枢神经系统引起通常的反射效应（即长反射），另一方面由于局部组织损伤而产生的一些酶化学物质作用于游离神经末梢，引起一系列的短反射，从而引起了循经出现的各种经脉现象。该假说就是基于生理学中已知的事实和循经感传的特点而提出的。

**2. 说明的推测性**　尽管假说是以事实为依据、通过科学思维做出的推想，但这种推想只是一个推测性的说明，并非研究结论，具有很多不确定的性质，有待于进一步通过科学实验来检验或证实。例如，临床实践和大量的动物实验表明，针刺辅助麻醉可以减少麻醉药的使用量，并加快术后患者或研究动物的恢复，据此研究者提出针刺基于机体的内源性保护机制，对术后的重要器官起到保护作用的假说。这一假说具有推测性，但又不失科学性。

**3. 解释的系统性**　假说要求不仅能够解释说明以往的理论、事实和现象，也能解释以往理论不能说明的事实和现象。假说能够揭示事物或理论的范围越大，表明假说反映客观规律的程度越好，其解释系统性越好。

**4. 结论的可验证性**　假说的科学价值在于可被重复和验证，重复和验证得越多，科学价值越大，越接近理论范畴。对于医学科研，科学假说必须在实践中可以重复和验证，实践是检验真理的标准，不能重复和验证的猜想是不能作为科学假说的。例如在长时间或反复多次针刺后会出现针刺镇痛效应降低的现象，即发生了针刺耐受，研究者推测产生这一现象的原因除了穴位感受器具有适应性外，可能还存在与介导电针镇痛的内源性阿片肽相对立的抗阿片肽或其他物质，后来研究发现，针刺耐受与反复针刺后引起的脑内八肽胆囊收缩素和血管紧张素Ⅱ含量增高有关，从而验证了假说。

### （二）形成假说的方法

**1. 类推法**　是根据已知事实或规律推论未知事物的方法。在生命科学中有很多现象和过程，具有较好的相似性和对称性。中医学的许多假说，是根据类比和对称的原则建立的，五行学说中各行的性质即是类比，阴阳、经络就具有典型的对称性，它们之中既有各自特点，又有彼此间的共同点，由于共同点的存在，就可以用已知的事物去类推未知的事物。

**2. 归纳法** 是从大量的临床现象中经过综合和系统加工，找出它们主要现象的共同特征，归纳概括形成假说，这也是从特殊到一般的归纳过程。把在特殊情况下已经证明无误的规律提高为一般情况下的假说，是建立假说的一种极其重要的方法。例如，在针刺镇痛的临床观察中，发现电针可以用于各种急慢性疼痛的治疗，电针频率的选用影响止痛效果和后效应。那么，什么是针刺镇痛的核心机制呢？人们在大量的针灸临床和动物实验基础上，反复讨论分析，最后归纳出电针刺激引起不同内源性镇痛物质的释放和控制致痛炎症介质可能是其关键问题，因此提出了针刺镇痛以中枢神经机理为主的科学假说。

**3. 演绎法** 是从一般到特殊的认识过程，也可以说是采用已知的一般规律和理论解释另一个特殊事物或现象，这就是演绎推理所建立的假说。例如，瞬时受体电位香草酸亚型1（transient potential vanilloid receptor1，TRPV1）是一种广泛分布于哺乳动物感觉神经纤维的非选择性阳离子通道，能够感受伤害性刺激，并将之转化为动作电位，在疼痛传递中扮演着重要的角色。TRPV1也是哺乳动物感受外界温度刺激的初级分子换能器之一。艾灸具有镇痛作用，并且温热刺激是其主要的刺激形式，因此采用已知的一般规律和理论，提出了"TRPV1可能是艾灸温热刺激产生镇痛效应的重要途径"的假说。

建立假说的方法还有回溯法、移植法、经验公式法等多种方法。科学研究的过程就是不断发现新事物和新现象、不断形成和更新各种假说的过程，这就需要在现有的知识和理论的基础上，对尚未解决和说明的问题提出假说，如果这种假说得到有力的证明，就会形成新的理论和学说，科学家们正是在不断探索和研究中，完善和发展正确的假说，从而促进科学发展。

### （三）假说建立的步骤

**1. 产生初始意念** 在建立初步假设之前，研究者要掌握事实，进行细致严谨的临床观察和总结，找出主要矛盾和解决矛盾的切入点及方法，进而提出问题，形成初始意念。

**2. 形成初步假说** 进一步对所掌握的事实和资料以及已知的科学理论进行广泛的论证，形成初步假说。

**3. 不断完善假说** 初步假说形成后，还需要从多方面、多角度为假说寻找依据，多方进行论证和修订，不断补充，不断完善，从而形成相对合理的科学假说。

**4. 假说的检验** 假说毕竟是假说，包含许多尚未确定的成分，因此必须经过实践去检验和修订，最后才能够得到真实的认识。假说检验分为两部分：

（1）逻辑分析：主要是检验假说在理论上是否成立，其方法主要是通过严密的逻辑证明和反驳，即从少数简单前提出发，通过严密的逻辑推理得出的解释，如果与已有事实或理论不相矛盾，并能推出新颖独特的预测，则可进行下一步实践检验。

（2）实践检验：实践是检验假说最重要的标准。实践检验包括调查、观察和实验等不同方法，可通过科研设计、科研课题完成。若结果符合假说的预期结果，说明选题在实验的特定条件下是正确的；实验结果部分符合假说预期结果，应进一步分析，修改和补充假说后，再进行实验；若实验结果与假说不符，不能轻易否定假说，应从不同角度和侧面再进行检验；若实验结果与假说预期结果截然相反，即使修改和补充假说也不能自圆其说时，一般应考虑放弃。

## 四、科研设计与实施

为了验证科学假说，要进行科研设计。科研设计是针对某项科研课题而制订的总体计划、研究方法、技术路线与实施方案等，直接影响到科研的实施、结果，决定科研的成败，是科研中一个重要的环节。科研设计结束后，即可按照有关设计实施。

### （一）科研设计内容

科研设计包括专业设计、统计设计、进度设计和人员设计等。

**1. 专业设计**　是运用专业理论知识和实验技术进行设计。包括明确研究目的，确定研究方法、研究对象、样本大小、观察指标及资料收集方法，误差与偏倚的控制，研究工作的必备条件，解决研究结果的科学性、创新性和实用性等问题。

**2. 统计设计**　是运用统计学知识设计实验的对照、重复、均衡、随机化、误差控制，估计样本含量、经费预算，收集、整理和分析资料，解决研究成果的可靠性、重复性和经济性等问题。

**3. 进度设计**　是根据课题的研究计划年限安排研究方案的时间进度，包括远期目标和近期计划，以保证按期完成任务。

**4. 人员设计**　是对科研人员的技术水平、专业进行设计，组建学术水平高、技术力量雄厚、专业结构合理的科研团队。

### （二）科研设计基本要素

受试对象、处理因素、实验效应，是科研设计的三大基本要素。

**1. 受试对象**　是指研究者施加处理的对象，包括人、动物、器官、细胞等。在针灸科研中，受试对象主要是人或实验动物。受试对象选择的正确与否是实验结果是否可信、实验成败的关键。所以，要制订受试对象"纳入和排除"的标准，减少或消除对实验结果的干扰和影响，重视受试对象的同质性；临床实验（试验）必须考虑到"伦理道德""尊重人权"和"提高受试者依从性"等问题。动物实验还需考虑动物模型和实验效应与人的相似性等问题。选择受试对象时应着重考虑下列基本条件：

（1）敏感性：受试对象对被施加的处理因素应有较高的敏感性，容易显示处理效应。因猫对呕吐反应最敏感，且其呕吐机制与人类最为接近，所以常用猫作为呕吐反应的受试对象。

（2）稳定性：受试对象对处理因素的反应应有恒定性，可减少误差。若反应不稳定、指标的波动幅度大，则实验结果的误差也大。

（3）依从性：即受试对象接受处理因素的合作程度。

（4）可行性：在研究周期内能够得到足够的、符合条件的受试对象。

**2. 处理因素**　是根据研究目的，欲施加于实验对象并引起直接或间接效应的因素，也称为受试因素。这既可以是研究者主动施加的外部干预，如动物模型的造模因素和药物、针灸、推拿等干预因素；也可以是受试对象客观存在的固有因素，如中医证候、性别、年龄等。实验针灸学研究常用的处理因素有针刺、艾灸、推拿、药物或其他生物、物理和化学等因素。

处理因素可有不同的类别。每次研究只观察一个类别的作用，称为单因素研究；如同时观察多个类别的作用，则称为多因素研究。同一类别的因素，可有不同的水平，如不同针灸刺激量、作用时间与方式等。不同的因素、不同的水平可能产生不同的效应，如在针灸疗效研究中给予研究对象（人或动物）不同的穴位、相同的操作方法就是单因素；而不同的穴位、不同的操作方法、不同的疗程就是多因素。在针灸科研设计的实施过程中，应保持处理因素的标准化与稳定性。如对穴位定位、刺激方法、针具规格、使用手法、刺激时间、疗程等处理因素应做出明确规定，保持标准化，维持稳定性。

**3. 实验效应**　是指处理因素作用于受试对象的反应和结局，通过效应指标来体现。选择效应指标时应优先考虑客观指标、计量指标、变异小的指标和动态指标。选择的效应指标应具有以下特性。

（1）关联性：是指所选指标应与研究目的有本质的联系，能确切反映研究因素的效应。不同的研究目的，其关联性的指标也不同。除了注意所选指标与实验的关联度，还应注意指标间的关联性，可选择指标之间是并列关系或是上下关系，是效应与机制关系或是佐证或反证的关系等。例如，在动物实验中研究针刺镇痛效应，通常以机械痛阈和（或）热痛阈的变化率作为效应指标。

（2）特异性：指能反映某一病证及效应的专属性，不易受其他因素干扰。可分为判别性指标、评价性指标、预测性指标三种。判别性指标用于临床研究中疾病的诊断，评价性指标用于临床试验的疗效评价，预测性指标用于个体临床事件发生可能性的估计和疾病的发生或预后状况的事前估测。

（3）客观性：是指观察指标本身具有客观特性，避免受主观因素干扰，可度量和检测。根据指标本身具有的客观特性可将观测指标分为定量指标、定性指标。定量指标是指观察指标能通过适当的手段和方法被客观度量和检测，并以一定的量表述其观测值，如穴位电阻值、胃电图波形的幅值和频率等；定性指标是指观察指标本身虽具有客观表现，但检测的结果只能定性描述，如某些病理检测结果、舌象或脉象特征等。在中医针灸学研究中，应努力选择本身具有较强客观性的指标。

（4）精确性：要求观察指标既精密又准确，精密性指重复观察时各观察值与其平均值的接近程度，其差值属于随机误差；准确性指观察值与其真实值的接近程度，主要受系统误差的影响。为保证实验效果的精确可靠，尽量采用先进的实验方法和重复的实验手段。

（5）灵敏性：灵敏度高的指标能使处理因素引起的微小效应显示出来。指标的灵敏度与测试技术、测量方法、仪器精密度等方面关系密切。但要注意，过高的灵敏性容易造成假阳性。

### （三）科研设计基本原则

科研设计应遵循的基本原则是：随机、对照、重复、盲法。

**1. 随机** 是使每一个体都有均等机会被分配到任何一个组别中，分组结果不受人为因素的干扰和影响。通过随机化，一是尽量使抽取的样本能够代表总体，减少抽样误差；二是使各组样本的条件尽量一致，消除或减少组间的误差，从而使处理因素产生的效应更加客观，便于得出正确的实验结果。常用方法有：

（1）简单随机法：也称完全随机化法，包括抽签法、抓阄法、扔硬币法、随机数字表法和计算机随机编码等。操作简便，但例数较少时易出现各组例数不平衡。

（2）区组随机法：是先将研究对象分为不同区组，然后再对每一区组内的研究对象用简单随机法进行分配。本方法能保证各组人数相等，便于逐渐累积研究样本。

（3）分层随机法：即先分层后随机，首先对可能影响研究过程和结果的主要混杂因素（如年龄、性别、病情、疾病分期等）进行分层，然后在每一层内完全随机化分组进行样本分配，可使实验组与对照组之间的均衡性增强，可比性增大。

**2. 对照** 是确立实验中可供相互比较的组别。目的在于控制各种混杂因素、鉴别处理因素与非处理因素的差异，消除和减少实验误差，提高研究结果的真实性和可靠性。常用的对照方法如下：

（1）空白对照：又称正常对照，在不加任何处理的空白条件下进行观察的一种对照方法。原则上临床疗效对比研究不用空白对照。

（2）实验对照：是采用与实验组相同操作条件的对照，即对照组除无处理因素外，施加与处理因素组相同的其他实验因素。例如，在针刺过程中对动物进行了抓取和固定，为消除这些因素的影响，对照组除不针刺外，也需接受同样的抓取和固定操作。

（3）标准对照：是采用目前标准的或公认的、通用的方法做对照，即以参考值、理论值、经验值或标准值等标准条件进行对照。研究中医针灸治疗方法或疗效时，可设目前国内或国外已被公认的药物或疗法作为标准对照。例如，研究井穴放血对脑水肿的治疗作用时，可选择甘露醇作为对照。

（4）自身对照：将同一受试对象实验后的结果与实验前的资料进行比较。例如，针灸前、后的对比研究，是临床常用的一种对照方法。

（5）配对对照：把研究对象条件（年龄、性别、病灶、病程等）相近似两个配成一对，再把每一对中的研究对象随机地分配到各比较组中去，给予不同的处理因素，对比两者之间的不同效应。

（6）相互对照：又称组间对照，不设立对照组，但几个实验组、几种处理方法之间互为对照。例如，同一针灸方法不同时间的对照、不同针灸方案的对照、针灸和药物的对照等。

（7）安慰对照：是空白对照的特殊类型，目的在于克服患者由于心理因素所造成的偏倚。如在药物疗效研究中常有安慰剂对照，安慰剂要求在外观、颜色、形状上与实验药物完全一致，但无明显的药理作用。临床实验中，使用安慰剂对照要特别谨慎，注意其在医疗道德上的可行性。针灸的安慰对照（如假针刺组）还存在着一些问题，有待探索。

**3. 重复** 指要求研究样本对于相应的总体具有代表性，既指实验过程可多次重复进行，又指按照实验方法其他人也能重复。重复是保证科研成果可靠性的重要措施之一。

**4. 盲法** 是指受试对象、实验研究者和结果测量者三者中任一者或一者以上不知道受试对象分组情况和实验措施的实验方法。其目的是克服实验实施和测量时由于人为主观性而造成的偏倚。主要分为以下三种。

（1）单盲法：是指受试对象、研究者和测量者中的一方（通常指受试对象）不知道所接受治疗措施的具体内容，包括分组和所施加的处理因素。

（2）双盲法：是指研究者和受试对象均不知道分组情况和所施加的处理因素具体内容。双盲实验大大减少了来自研究者和研究对象两方面主观因素所造成的偏倚。但双盲法并非适用于所有的临床研究，有些临床实验实施双盲较困难，例如探讨针灸疗法的疗效，针灸医师的手法操作暂无公认、有效的双盲法。

（3）三盲法：是指受试对象、研究者与测量者均不知道研究对象分组情况或者所施加的研究因素。三盲法可将偏倚减到最小程度，使评价结果更符合客观情况，是一种客观、合理、严肃的临床试验方法，但在实际的应用中实施起来比较困难，故实际应用中较少。

严格把握科研设计三大基本要素，遵循科研设计四大基本原则，进行科研设计，设计结束后，即可按照有关设计实施，对其假说进行论证，得出的结果以论文陈述。

## 五、撰写论文

医学科研论文是医学科学研究工作的书面总结，是交流、传播医学科技信息的基本形式。

### （一）医学科研论文的类型

**1. 按论文资料来源分类**

（1）原著：是作者根据具体选题所进行的调查研究、实验研究、临床研究及临床工作经验总结，直接表现作者研究现状和水平，并能体现其新观点、新方法和新理论。原著是医学期刊文章的主要组成部分。

（2）编著：是作者结合个人的研究经验，把分散的资料按照个人的观点和体系编排起来，使读者能在较短时间内了解某一领域的研究进展情况，教科书、专著、综述等都属于这一类。

**2. 按论文写作目的分类**

（1）学术论文：是对医学领域中的问题进行研究和探讨，并对医学研究中取得的新成果、新理论或新技术进行文字总结，作为信息交流的论文。

（2）学位论文：是为申请学位而书写的供评审其科研水平的学术论文，主要反映作者在学位攻读期间所做的科研工作和科研成果。

**3. 按医学学科分类**　主要有基础、临床、预防医学论文三种形式。基础医学论文包括基础理论研究、实验研究、现场调查研究等形成的论文；临床医学论文包括诊断、治疗、护理等方面的论文；预防医学论文包括卫生保健、防疫、流行病学调查等方面的论文，其中临床、预防医学论文以回顾性总结分析类论文居多。

### （二）医学科研论文撰写要求

**1. 科学性**　是科学论文的灵魂和生命。它必须有足够的、可靠的和精确的实验数据或现象观察或逻辑推理作为依据。科学论文的内容应为科学实践证明，取得预期结果或解决相关问题，具有可重复性。从课题设计的合理性、研究方法的精确性、资料处理的科学性、实验结论的客观性等方面评价和体现论文的科学性。

**2. 创新性**　科研论文是科学研究和技术创新成果的科学记录，它不同于一般的专著、教科书或工作总结。论文应有新的发现或发明，而不是一味重复过去的资料和结论。如基础研究应选题新颖、方法先进，有新发现或新观点；临床研究应有新方法、新方案，且疗效更好。

**3. 逻辑性**　医学科研论文是通过实验研究或临床医疗观察材料，经分析、综合、抽象、概括及推理后的总结。是将获得的实验数据进行由此及彼、由表及里的分析，概括出其本质和规律性东西，具有极强的逻辑性。

**4. 实用性**　医学是一门应用科学，除少数纯理论研究的论文之外，绝大多数医学论文应结合医疗、预防的工作实际，力求解决临床实际问题。比如进行动物实验，不单纯是为了进行研究而研究，或为了写几篇文章而研究，而应在动物研究的基础上，在条件成熟的时候，过渡到临床，造福于人类。论文的实用价值越大，其指导作用也就越大，越具重要性，读者也就越欢迎。

**5. 规范性**　医学论文写作要遵守一定的规范格式。尽管不同的科技期刊均有其固定的写作格式，但从整体来看，已日趋统一化、规范化、标准化。规范化的格式有利于科研信息的国内、国外交流，也便于文献检索。

**6. 可读性**　撰写医学论文是为了交流、传播、存储新的医学科研信息，让他人用较少的时间阅读、理解论文的内容。论文应结构严谨、层次清楚、图表清晰、语言通顺、表达精练准确，具有良好的可读性。但应切忌华丽辞藻的修饰，脱离实际的夸张。

### （三）医学科研论文的基本架构

科技发展使科研论文逐渐成为一种特殊的文体。科研论文的撰写形式是为科学反映研究的内容服务，参照国家标准撰写，有利于论文的存储、检索和利用。医学科研论文主要包括标题、作者、摘要、关键词、正文、结论、小结、参考文献等基本格式。详细内容请参阅中华人民共和国国家标准《科学技术报告、学位论文和学术论文的编写形式》（UDC 001.81GB7713—87）。

### 附：科研项目申请书的撰写

医学科学研究项目的申请往往精心准备，选定研究项目，然后进行个人立项填表，通过单位审查申报、资助部门受理形式审查、专家评审（函评、会评）一系列工作之后，方有可能中标，获得批准发文，其中项目申请书即标书的撰写工作是至关重要的环节。

申请书的撰写内容，以国家自然科学基金项目为例，主要包括：

**1. 基本信息**　包括项目名称（中英文）、项目类别、研究期限、申请经费等；具体信息还包括中英关键字、摘要、项目组主要参与者、资金预算表、预算说明书等。

**2. 项目关键信息**　即申请书的主体部分，包括立项依据（研究意义、国内外研究现状及发展动态分析），研究内容、研究目标、拟解决的关键问题、拟采取的研究方案及可行性分析，本项目特色与创新之处，年度研究计划及预期研究结果，研究基础与工作条件，以及其他需要说明的问题。

# 第二节　实验针灸学研究方法

实验针灸学研究方法包括文献研究、实验研究和临床研究。三者互为条件，是发展针灸学的三条基本途径。通过文献研究能发现问题，找出规律，为实验研究、临床研究提供参考和依据。通过实验研究可以阐明针灸作用原理和规律，提高针灸的临床疗效，扩大针灸临床适应证的范围。临床研究既是实验针灸学的源泉和动力，也是实验针灸学的出发点和归宿。如果仅凭临床观察印象判断，不能确定针灸对某种疾病的确切疗效，只有通过在控制条件下的临床研究，把患者主观感受的变化、生活质量方面的提高等指标与患者体征及各相关检验、检查等客观指标的变化相结合，才能做出更为科学的判断和令人信服的结论。

## 一、文献研究

文献研究是根据研究目标的需要，通过检索和查阅各种文献来获得相关资料，系统、全面、正确地了解相关领域的研究动态，从中发现问题，总结出研究内容关键点的一种研究方法。针灸教学、科研和临床均离不开文献研究，实验针灸学中一些针灸作用规律的研究，也离不开文献研究。

### （一）文献研究内容

针灸文献分为古代针灸文献和现代针灸文献两大类。古代针灸文献内容丰富，近年来，文献的信息化处理为检索与利用古代针灸文献提供了极大的便利。如《中华医典》电子丛书，汇集了新中国成立前历代主要的中医著作，对整理分析古代医家的学术思想、临床经验，及目前开展的许多临床研究具有较高的学术价值。现代针灸文献主要集中在各种期刊刊载的针灸研究论文及出版的针灸著作。随着医学技术的进步和学科间的渗透，现代针灸文献的临床资料和实验研究比重大，与以理论资料占优势的古代文献形成互补。因此，针灸文献研究一方面可从传统文献中寻求线索，一方面应及时总结和验证针灸现代研究进展和成果，从而推动针灸学在理论和临床上的进一步发展。实验针灸学文献研究涉及经、穴、刺、治各个领域，主要研究方向包括：古今医家学术思想整理、针灸理论发展脉络梳理、腧穴主治及功效研究、刺灸法证治规律研究、针灸处方及配穴规律筛选、针灸优势病种研究等方面。

### （二）文献研究方法

**1. 定性分析**  是对文献中所包含的信息进行分类，选取典型的例证加以重新组织，并在定性描述的基础上得出结论。文献的定性分析在辨别过去的趋势并用该信息去预测与此相关的未来模式方面，具有特别的价值，常见表述形式是文献综述（详见第一章第一节）。

**2. 定量分析**  又称内容分析，是对明显的文献内容做客观而有系统的量化并加以描述的一种研究方法。定量分析的实质是将用言语表述的文献转换成用数量表示的资料，有助于使用正式的假设、科学地抽取大型样本及计算机等现代统计技术对文献做出分析研究。定量分析主要用于趋势分析、比较分析和意向分析等诸多方面。常见的有文献计量研究和数据挖掘研究等。

（1）文献计量研究：针灸文献计量研究是运用文献计量学方法，定量分析针灸研究文献的发表年份、来源期刊、国家/地区、语种、主题词、基金资助、样本量、腧穴频次、干预措施、疗效评价等，旨在探析针灸研究的发展轨迹、现状及趋势。现已广泛应用于针灸的选穴规律、针灸疾病谱以及针灸方法的选择等领域。例如对针灸治疗痛风性关节炎的择经特点与选穴规律进行频次和治疗方法文献计量学研究，可以总结出针灸治疗该病的高频经脉、高频穴位及穴位配伍特点，为今后临床治疗痛风性关节炎提供参考依据。

（2）数据挖掘研究：针灸数据挖掘研究是从海量的针灸文献数据中获取有效、新颖、具有潜在应用价值信息的过程。针灸学数千年的发展历程中所积累的历史文献和现代科技期刊文献、报纸、书籍包含大量的针灸信息，有多源性、多模式性、名称多样性、不完整性、冗余性等特点。数据库具有贮藏海量信息、管理数据的功能，能实现数据的快速检索、浏览等服务，对针灸文献资源进行信息化、数字化研究后，可构建大型的系统针灸文献数据库，对文献的内容进行分类、解析、标引、录入，建立起规范、标准的针灸文献知识库。也可根据应用的需要设计数据库系统功能，包括对文献数据进行检索、查询、统计、分析等。而数据挖掘技术能对复杂异常的定性描述进行关联分析，要素分析，从大量的、不完全的、有噪声的、模糊的、随机的数据中，提取隐含的但又潜在有用的信息和知识，揭示其规律性。例如对腧穴、经络、针灸处方、主治病证、针刺方法等各种相关因素进行关联分析，从而进一步探索针灸治疗、预防疾病基本规律等。目前，针灸古籍中存在腧穴、病证术语不统一，同名穴、一穴多名等现象，限制了古代针灸文献数据挖掘的开展，今后，需要收录整理腧穴的所有别名、特定穴名及腧穴主治，将腧穴名称、定位、术语规范化，并对针灸文献资源进行信息化、数字化研究，构建大型的系统针灸文献数据库，促进针灸文献研究可持续发展。

## 二、实验研究

实验研究是根据课题研究目的，利用仪器和设备对研究对象进行干预，人为地变革、控制或模拟研究对象，以便在最有利的条件下对其进行观察，从而获得经验事实的一种方法。实验活动是人类认识客观世界或探索客观事物内在规律的特殊形式的实践活动，是人类认识的高级阶段，比其他任何认识方式都能更及时、准确、集中、高效地完成某一认识过程。实验中人们处理的是在人工控制下自然或特定条件下的医疗研究过程，使研究问题中的一些偶然因素有目的、有计划、有预见地减少，控制或改变其中某些需要研究的因素。

实验针灸学实验研究中的基本要素包括受试对象、处理因素和实验效应，处理因素和实验效应在本章第一节中已经叙述，这里重点介绍受试对象。

临床研究和实验研究均可以在人体进行，但是重心不同。临床研究主要针对患者，主要解决的是有效性、安全性和耐受性问题，以及作用规律和部分机理；实验研究的对象可以是患者，也可以是正常人，研究目的重点在作用机制方面。如研究不同针灸方法、不同腧穴、不同针灸处方对人体生理参数的调节作用，针刺镇痛的临床观察及其机理，不同手法对人体循经感传现象的影响等。通过人体实验研究，可以揭示针灸对人体的调节作用及其机理，为进一步应用针灸治疗疾病提供理论基础。

动物实验研究是医学研究中最常用的研究方法之一，能进行许多在人体上不能进行的研究（特别是创伤性研究），以弥补人体实验研究的不足，获得许多人体研究中无法取得的信息和认识，有助于研究向纵深发展。如开颅埋植电极，切除或定位损毁某神经核团以观察损毁前后的生理、病理变化及与针灸的关系；切断神经干来观察分析针灸作用的传导途径，检查中枢神经组织某些生化指标以了解针灸的作用机理，这些研究均不能在人体上进行，但是可以用动物实验代替。实验动物可以复制出人类疾病的模型，便于研究分析针灸治疗该病的效应与机理。例如，结扎大鼠的大脑中动脉造成脑梗死模型，观察针刺干预后脑内某些生化指标或形态学指标的变化，来研究针灸对缺血性脑血管病的治疗机制；还可以采用不同的针灸方法来观察其对某种疾病动物模型的疗效差异，为针灸治疗各种疾病选择最佳治疗方案提供科学理论依据。

应该注意的是，动物实验并不能完全取代临床试验，因为动物与人之间毕竟存在着一定的差异，故不能将动物实验的结论直接推论到人身上，要解决转化医学中的诸多问题。动物实验结果要想指导临床实践，还需一个慎重的临床过渡性过程，经过探索、修正、验证、确认后，才能成为一种新的理论或方法用于临床实践。临床研究和实验研究常常是相互结合、相互补充的，动物实验应以临床事实为依据进行设计和评价，临床试验也应以动物实验的资料和证据作为参考和启示。

### 三、临床研究

临床研究是以患者为主要研究对象，以疾病的诊断、治疗、预后、病因和预防为主要研究内容的科学研究活动。实验针灸学的临床研究主要是对针灸治疗方案进行疗效评价，为临床医生和医疗卫生机构提供可靠的决策依据，在此基础上进一步探索针灸治疗规律和治疗原理，如在临床研究中探索针灸的时效、量效规律；研究针刺治疗脑血管病时脑血流的变化；研究针灸治疗溃疡型结肠炎时血液中相关免疫因子的变化等。

#### （一）临床研究设计类型

临床研究依据是否有研究者分配暴露因素，可以分为干预性研究和观察性研究两大类。干预性研究根据是否随机化分组，分为随机对照研究和非随机对照研究。观察性研究中无对照组的属于描述性研究，如个案报道和病例系列研究；有对照组的属于分析性研究，包括队列研究、病例-对照研究和横断面研究（图1-1）。其中，随机对照试验具有使偏倚最小化的重要方法学要素，比观察性研究结果更可靠，成为临床研究中的"金标准"。

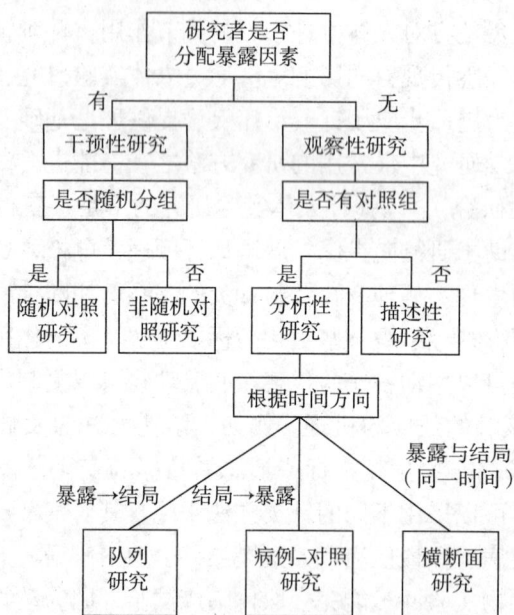

**图1-1　临床研究设计类型的分类原则**

#### （二）临床研究设计方案

在借鉴临床流行病学、循证医学中临床研究方法的基础上，实验针灸学所采用的临床研究方法主要依据世界卫生组织制订的《针灸临床研究方法指南》的内容。下面以随机对照试验为例。

**1. 随机对照试验的设计**　针灸的随机临床研究应当由研究者在生物统计学者的参与下进行设计，以保证研究的质量。

（1）病例选择：采用严格的诊断标准、辨证标准、纳入标准、排除标准和剔除标准，确定入围的患者能代表所研究的患者群。

（2）研究规模：研究样本量应根据统计学分析的需要而决定。为了提供充分的统计学数据，需要具有足够的样本规模，应先进行样本量的估算。若两组疗效差异不能精确估计，则小样本研究至少每组 30 例，大样本研究每组 100 例。

（3）研究场所：研究场所的选择必须满足以下条件。充足的医疗设施、必要的实验室、足够的科研人员以及可以处理医疗过程中出现的紧急情况。

（4）盲法设计：双盲技术可以用于随机对照临床试验中，患者、研究人员以及试验结果评估人员等都适用。由于针灸操作的特殊性，目前主要根据设计者、操作者和观察者三分离的原则进行，即将试验结果的评估情况对治疗方面保密，结果评估人应对施行者负责。

（5）随机性：一方面要从总群体中进行研究群体的随机取样，另一方面要随机分配，即将患者以偶然性机制分到任何一个治疗组中。

（6）对照组：根据试验目的对照组可需要一组或多组，如假针灸组、无治疗组、常规标准治疗组等。

**2. 研究方案的形成**　研究方案应包括：研究的题目，研究背景和目的，立论依据，研究方法及受试者，干预措施、效应指标、样本量、随机、对照、盲法、统计学方法的制订，试验注册，成果评价的方法，与研究有关的道德方面的考虑与措施，治疗师的背景，资助等（流程见图 1-2）。其中针刺研究内容包括针刺治疗的合理性、针刺的细节，如所选穴位、患者体位、取穴方法，针具、型号、进针方向、角度、深度，行针情况、留针时间，治疗日程、治疗时间、随访步骤、不良反应等记录。另外，需要告知研究工作人员的信息，研究完成的时间表，与有关管理机构的交流情况。

研究方案应经由道德考察委员会来考察和批准。委员会的工作应在《世界医学协会赫尔辛基宣言》及所在国或机构制定的有关文件的指导下进行。

**3. 病例报告方式**　病例报告表根据研究方案的规定设计来记录试验过程中每一个试验对象的数据资料，每一个试验患者的病例报告必须是完整的，而且要有研究人员及评估人员的签字。试验中所有的经过都必须有文件记录，也包括不良反应现象。

**4. 资料管理**　保存记录及资料用于集中研究信息，为分析提供依据。研究人员和指导者必须保证信息采集时的资料质量最高，病例报告表应根据研究方案的规定设计来记录实验过程中每个实验对象的数据资料，应有步骤地采集资料以保证其信息的保护、保留和再利用，并保证其易于核实和审查。

**5. 统计分析**　研究设计开始时，需要生物统计专业人员的参与进行，例如确定所需患者的数目及生成随机方案，以便在研究中取得有意义的结果；在研究方案中要包括所用的统计学分析方法，并加以详细说明；最后进行分析结果时，应以便于临床解释的方式阐明。

**6. 研究督察**　督察应贯通研究实施的全过程，直到研究结束为止。因为针灸的疗效在疗程结束后仍持续一段时间，所以探索性研究方案应对受试者进行随访性评估，随访的时间可取决于针灸疗效的持续时间，过长或过短都会曲解其结果。

**7. 研究报告**　研究负责人应做出试验的最终报告，提供给研究项目的主持资助人、道德考察委员会及所在地法规认定的任何其他当局机构。最终报告是研究项目完成后对其全面的描述，包括研究结果的发表与评价、统计学分析及道德方面、统计学方面与临床方面的评价。针灸临床研究结果应及时予以公开发表，但必须包括所有的不良事件，甚至未能显示疗效结果的研究也应当发表。因为有选择性地发表（如只讲有利于自己的结果）会导致某种形式的误解错觉。

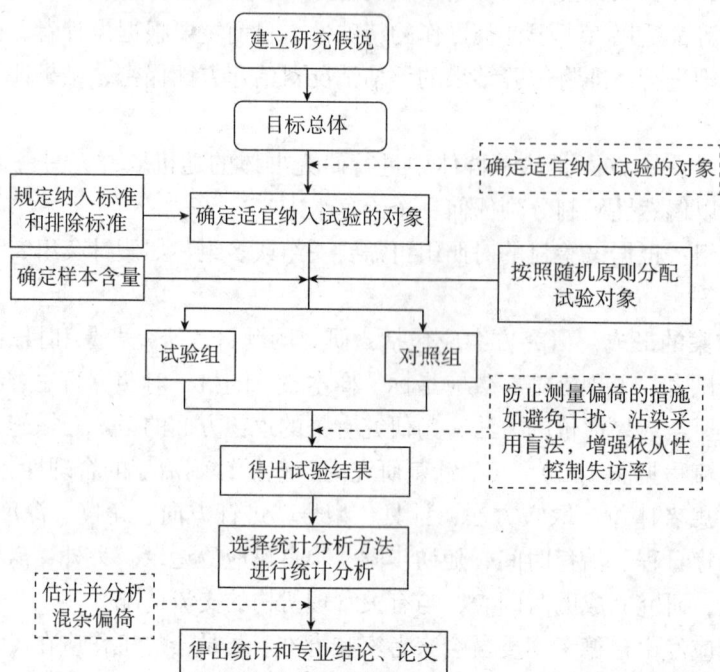

图 1-2　随机对照临床试验流程图

## 附：循证医学在针灸研究中的应用

循证医学（Evidence-Based Medicine，EBM）于 1992 年首次由加拿大著名临床流行病学家 Gordon Guyatt 和 David Sackett 提出，是指谨慎、准确和明智地应用目前能获得的最佳研究证据，同时结合医师的专业技能和积累的临床经验，考虑患者的意愿和价值观，制定出患者的处理方案，其核心思想是依据证据进行医学决策。

针灸循证医学即遵循证据的针灸学，它是将循证医学的方法与原理应用于针灸的临床实践、医疗决策和科学研究等方面，强调对患者的针灸诊断、治疗、预防、康复和其他决策应建立在当前最佳研究证据、临床专业知识技能及患者需求三者有机结合的基础之上。

### (一) 针灸循证医学实践的基础

**1. 最佳的针灸临床证据** 循证医学强调使用"现有最佳证据"指导临床决策，因此，正确认识各种证据是收集证据、评价证据和使用证据的前提条件。针灸临床证据来自不同类型的临床研究设计，要评估一个临床研究，首先要了解研究设计类型及各自的优、缺点。这也是针灸临床研究证据评估等级划分的重要依据。不同类型的针灸临床研究证据的可靠性不同，因此评估就要划分等级。必须指出的是，针灸古代医籍和名家经验著作也是不可忽略的证据来源。

**2. 高素质的针灸临床医生** 针灸医生是实践针灸循证医学的主体，对患者的诊疗和处理都是由针灸医生来实施和完成的。高素质的针灸临床医生是指具有利用临床技能和既往经验快速评价患者的健康状况、诊断疾病、估计治疗的可能风险和效益，以及分析患者个体情况和期望能力的一类医生，是针灸临床实践循证医学的必要条件。

**3. 临床流行病学研究方法** 临床流行病学是以临床医学为基础的、多学科交叉结合的临床基础科学，是从群体层面，采用量化的科学方法对临床疾病研究的现代临床研究方法学，是创造临床最佳研究成果的有力工具。临床流行病学的基本理论和临床研究的方法学是实践针灸循证医学的学术基础。因为要筛选最佳的证据，必须要鉴别针灸临床的设计是否科学合理；要严格评价针灸临床文献的质量，必须要掌握严格评价的标准；要分析针灸文献所报道的研究结果的真实性，就要分析在研究中和文献里是否存在有关偏倚和混杂因素的影响及其可被接受的程度。

**4. 患者的参与** 针灸的循证医学实践必须通过患者的接受与合作，才会取得相应的效果，因此，针灸医生要充分地关心、爱护患者，尊重患者的人权和正当权益。只有患者积极地参与和友好合作，才能保证有效的诊治措施取得患者的高度依从性，从而产生最佳治疗效应。

### (二) 针灸循证医学实践的步骤与方法

针灸循证医学实践一般包括以下 5 个步骤：①构建临床问题；②全面收集证据；③评价证据质量；④实践应用证据；⑤后效评价。

**1. 构建临床问题** 这是实践针灸循证医学的第一步，包括针灸临床中的理、法、方、穴、术等诸多方面问题。可遵循 PICO 原则对临床问题进行分解，即患者类型（P）、干预措施（I）、对照措施（C）和结局指标（O）。针灸临床问题类型一般为治疗及预后问题，有时也涉及诊断方面的问题，如穴位病理反应用于疾病早期预警的研究。

**2. 全面收集证据** 针对构建的临床问题，应用文献检索的方法全面检索出相关文献资料，寻找可以回答上述问题的研究证据，进一步采用临床流行病学及循证医学的原则对获得的文献进行评价。

**3. 评价证据质量** 从证据的真实性、可靠性、临床价值及适用性方面严格评价收集到的证据，对证据质量进行分级，找出最佳证据。评价干预措施的有效性必须采用临床试验，其结果常常直接影响临床医疗的各种决策。临床中对多因素疾病如恶性肿瘤、心脑血管疾病和各种慢性疾病的治疗方法的评估，需尽量开展大样本临床试验，但会消耗大量人力、财力和时间，可行性较差，若将多个质量较高的同质临床试验结果应用系统评价的方法进行合成，相当于扩大了样本含量，就可得出较可靠的结论。系统评价通过严格的选择、评价方法，将真实、可靠而有临床应用价值的信息进行合成，为医生、研究者、决策者提供最佳证据和相关的研究线索。系统评价还能减少多种偏倚的影响，提高研究本身的可靠性和准确性。

**4. 实践应用证据**　将获得的最佳证据，结合医生临床经验和患者意愿，以及医院具体情况、社会接受能力等因素，综合权衡利弊后为患者制定临床决策。当临床决策确定后，开始具体实施决策的过程，就是实践应用证据的过程。

**5. 后效评价**　后效评价应用当前最佳证据指导解决具体问题，通过实践总结经验，若成功可进一步用于指导实践，指导科研；反之，应具体分析原因，找出问题，再针对问题进行新的循证研究和实践，以不断去伪存真，止于至善。

# 第二章　实验针灸学实验基础知识 ▷▷▷▷

## 第一节　实验课目的和要求

### 一、实验课目的

#### （一）培养实验技能

实验针灸学实验课是实验针灸学课程的重要组成部分，培养学生的实验技能是实验课的主要目的之一。通过实验课的学习，学生可掌握基本的实验技能、动物实验基本操作技术、实验动物常用生理参数及常用实验动物针灸穴位等，为学生以后从事针灸学科相关研究奠定基础。

#### （二）巩固和加深理论课知识

实验课的学习过程是对理论知识的实践过程，是由感性认识上升到理性认识的过程。通过实验课的实践，进一步加深学生对针灸基本理论、针灸作用原理、针灸作用规律等理论知识的理解，使其对理论知识的掌握更加牢固。

#### （三）启发创新思维

培养现代化的针灸人才是实验针灸学的重要任务，具有创新思维是现代化针灸人才必不可少的。在实验教学中启发学生的创新思维，使学生在获取知识的过程中提高科学思维能力是实验课的重要目的。

### 二、实验课要求

#### （一）课前预习

课前预习是提高实验效果的重要途径。通过课前预习可以明确实验目的及要求，了解主要的实验方法、步骤等，有助于理解实验原理。提前阅读注意事项，可减少实验误差，提高实验的成功率，同时预习的过程也是思考的过程，通过预习可预测实验结果或实验过程中可能出现的问题，利于有目的地去观察和分析实验过程，避免失误，最终得出正确的结论。

### （二）实验前准备工作

穿戴好白大衣、手套、口罩，按时进入实验室，保持实验室安静、整洁。要清点所用实验器材和药品，检查相关仪器性能并正确调试。认真观看指导教师的讲解和示教，特别注意实验过程中的注意事项。实验开始前，实验小组内要做好实验分工，如手术者、仪器操作者、数据记录者等，小组成员间分工合作，充分发挥团队协作精神，以保证实验的顺利完成。

### （三）实验过程中注意事项

实验时，爱护实验动物和实验器材，节约试剂和药品，严格按照实验指导中的步骤进行操作。态度要严谨，操作要规范，记录要认真。实验中出现意外或无法解决的情况要立即向指导老师报告。要细心观察、积极思考实验过程，实事求是地记录实验数据，培养独立操作能力和严谨、求实的科学态度，养成良好的实验习惯。

### （四）实验结束后清理工作

实验结束后，要将实验器材、用具及实验台清理、擦洗干净，实验用过的器材和耗材等，必须放在指定地点或按要求处理，不能乱丢、乱放。清点所用器材和药品、试剂等，如有实验动物，应将动物放到指定地点，并做好室内清洁卫生。离开实验室时，要检查水源、电源是否关好，门窗是否关闭。

### （五）认真书写实验报告

书写实验报告是对实验的疏理总结和分析过程，也是加深对所学知识的理解与记忆过程。实验结束后要认真检查实验记录和书写实验报告，在规定的时间内交指导教师审阅。报告既要注重实验操作和数据分析，还要注重对实验结果的分析和讨论，以巩固和加深理论课知识，启发创新思维，培养并提高发现问题、分析问题、解决问题的能力。

# 第二节　实验报告写作方法

实验针灸学实验课是模拟的科学实验，实验报告则是总结实验进行的情况，分析实验中出现的问题，整理、归纳实验结果必不可少的基本环节，同时也是向旁人提供研究经验及供本人日后参考的重要资料。通过认真总结，可将实验过程中获得的感性认识提高到理性认识，明确已经取得的成果、尚未解决的问题，为今后从事科研工作奠定基础。通过实验报告也反映出每个学生的学习态度和能力水平，是考核评分的重要依据。

## 一、做好实验记录

做好实验记录是撰写实验报告的前提，也是每一个科研人员必备的基本素质。实验记录应记在专门的实验记录本上，实验记录应有连续页码。所有观察到的现象、实验时间、原始数据、操作和出现问题后的处理方法、步骤均应及时、准确、详细地记录在记录本上，必须按其所获得的时间顺序记录，必须注明日期，保证实验记录的完整性、连续性和原始性。记录必须简明，字迹整洁，有差错的记录只能打叉而不能涂掉。不能将实验情况记录在实验指导课本、便条纸、纸巾等不便或容易丢失的地方。

## 二、实验报告撰写方法

实验报告的书写要求结构完整，条理清晰，文字简练，措辞注意科学性和逻辑性。完整的实验报告应该包括实验题目、实验目的、实验对象、实验器材、实验步骤、实验结果、分析讨论和实验结论八部分。

### （一）实验题目

实验题目是对整个实验工作的高度概括，在实验指导中每个实验的题目明确，应仔细体会其含义。

### （二）实验目的

实验目的主要说明此实验的原因及实验的意义。

### （三）实验对象

实验对象主要为实验动物（鼠、兔、猫等）和人，对实验动物需注明重量和雌雄，人体则需注明健康与否、年龄、职业等。

### （四）实验器材

实验器材是实验所用的仪器、设备、试剂、材料等。

### （五）实验步骤

实验步骤即实验过程的具体步骤，实验指导虽有详尽的说明，但应根据具体实验过程进行描述。

### （六）实验结果

实验结果是实验报告的核心部分，对各种数据资料、图像记录和现象的描述等需绝对保证其真实性和准确性。凡获得的数据资料，应尽可能进行必要的统计学处理后，制成相应表格和（或）统计图，图表要求完整，应注明标题、参数量、参数单位等。

### （七）分析讨论

分析讨论是应用已知的理论对实验结果进行分析。讨论应针对实验中所观察到的现象与结果，联系课堂讲授的理论知识进行分析，判断实验结果是否符合预期，如果不符合预期结果，则应分析其可能原因。

## （八）实验结论

实验结论是实验报告的精华，是从实验结果归纳而得出的概括性的判断，也是针对实验所能说明的问题，验证理论的简要总结。实验结论要简明扼要，不要重复具体结果，未获得充分证据的理论不能写入结论。

# 第三节　常用仪器设备

## 一、形态学观察常用仪器

### （一）普通光学显微镜（ordinary light microscope）

现代普通光学显微镜是利用目镜和物镜两组透镜系统来放大成像的，故又被称为复式显微镜。它由机械装置和光学系统两部分组成，机械装置包括镜座、支架、载物台、调焦螺旋等部件，主要保证光学系统的准确配置和灵活调控；光学系统由目镜、物镜、聚光器等组成，直接影响着显微镜的性能，是显微镜的核心。

### （二）荧光显微镜（fluorescence microscope）

荧光显微镜主要用于观察标本中的自发荧光物质或以荧光素染色或标记的细胞和结构。荧光显微镜是以高压汞灯产生的短波紫外线为光源，并配有激发、阻断、吸热和吸收紫外线等滤片系统，标本中的荧光物质在紫外线激发下产生各种颜色的荧光，用来研究该荧光物质在细胞和组织内的分布。

### （三）相差显微镜（phase contrast microscope）

相差显微镜主要用于观察组织培养中活细胞形态结构。活细胞无色透明，在一般光镜下不易分辨细胞轮廓及其结构。相差显微镜的特点是将活细胞不同层面及细胞内各种结构对光产生的不同折射作用，转换为光密度差异（明暗差），使镜下结构反差明显，影像清楚。组织培养研究常用的是倒置相差显微镜（inverted phase contrast microscope），它的光源和聚光器在载物台的上方，物镜在载物台的下方，便于观察贴附在培养器皿底壁上的活细胞。

### （四）暗视野显微镜（dark-field microscope）

暗视野显微镜主要用于观察在亮视野下反差或分辨率不足的微小颗粒。此种显微镜主要有一个暗视野集光器，使光线不直接进入物镜，故呈暗视野，而标本内的小颗粒产生的衍射光或散射光可进入物镜，使在暗视野中的颗粒呈明亮小点，如同在暗室可见一束光线中的微小尘粒一般。普通光镜最大分辨率为 $0.2\mu m$，暗视野显微镜则可分辨 $0.004 \sim 0.2\mu m$ 的微粒，适用于观察细胞内线粒体运动及标本中细菌等微粒的运动等。

### （五）共聚焦激光扫描显微镜（confocal laser scanning microscope, CLSM）

共聚焦激光扫描显微镜是一种高光敏度、高分辨率的新型设备。它以激光为光源，光束经聚焦后落在样品（组织厚片或细胞）不同层面的微小一点，并做移动扫描，通过电信号彩色显像，经过计算机图像分析系统进行二维和三维分析处理。CLSM 可用于细胞三维结构图像分析，细胞内各种荧光标记物的微量分析，细胞内 $Ca^{2+}$、pH 值等的动态分析测定，细胞的受体移动、膜电位变化、酶活性和物质转运的测定，并以激光对细胞及其染色体进行切割、分离、筛选和克隆。因此，CLSM 可对细胞的多种功能进行全自动、高效、快速的微量定性和定量测定。

### （六）电子显微镜（electron microscope）

电子显微镜是利用高速电子束聚焦，使微小物体形成放大倍数很高的图像的设备。通过电镜，可直接观察到原子像。

**1. 透射电子显微镜（transmission electron microscope, TEM）**　通常称作电子显微镜或电镜（EM），使用广泛，其主要特点是应用电子射线穿透样品，再经多级电子放大后成像在荧光屏上。主要优点是分辨率高，可用来观察组织及细胞内的超微结构，它的分辨率为 0.1 ～ 0.2nm，放大倍数为几万至几十万倍。由于电子易散射或被物体吸收，故穿透力低，必须制备更薄的超薄切片（通常为 50 ～ 100nm）。电子束投射到样品时，可随组织构成成分的密度不同而发生相应的电子发射，如电子束投射到质量大的结构时，电子被散射得多，因此投射到荧光屏上的电子少而呈暗像，在电子照片上则呈黑色，称为电子密度高。反之，则称为电子密度低。

**2. 扫描电子显微镜（scanning electron microscope, SEM）**　它的主要特点是应用电子射线在样品表面做光栅扫描运动，引起二次电子等信号的发射，经检测装置接收后成像。主要用来观察物体外表形貌结构，应用冷冻割裂法可观察样品割裂面的结构，用铸型方法可观察管腔内表面的结构。扫描电镜是用极细的电子束在样品表面扫描，将产生的二次电子用特制的探测器收集，形成电信号运送到显像管，在荧光屏上显示物体。（细胞、组织）表面的立体构象，可摄制成照片。扫描电镜样品用戊二醛和锇酸等固定，经脱水和临界点干燥后，再于样品表面喷镀薄层金膜，以增加二次电子数。通过扫描电镜能观察较大的组织表面结构，由于它的景深长，1mm 左右的凹凸不平面能清楚成像，故样品图像富有立体感。

**3. 分析电镜（analytical electron microscope, AEM）**　AEM 是利用电子射线对样品产生 X 射线或俄歇电子，从而对样品元素进行分析的电镜。主要用来在观察超微结构的同时，对样品中一个极微小的区域进行化学分析，测定各种细胞结构的化学成分及其变化规律。

**4. 扫描透射电镜（scanning transmission electron microscope）**　是较先进的电镜技术，兼有 TEM、SEM 和分析电镜的特点，能观察较厚的样品，分辨能力和成像质量都很好。

各种显微镜的分辨率见图 2-1。

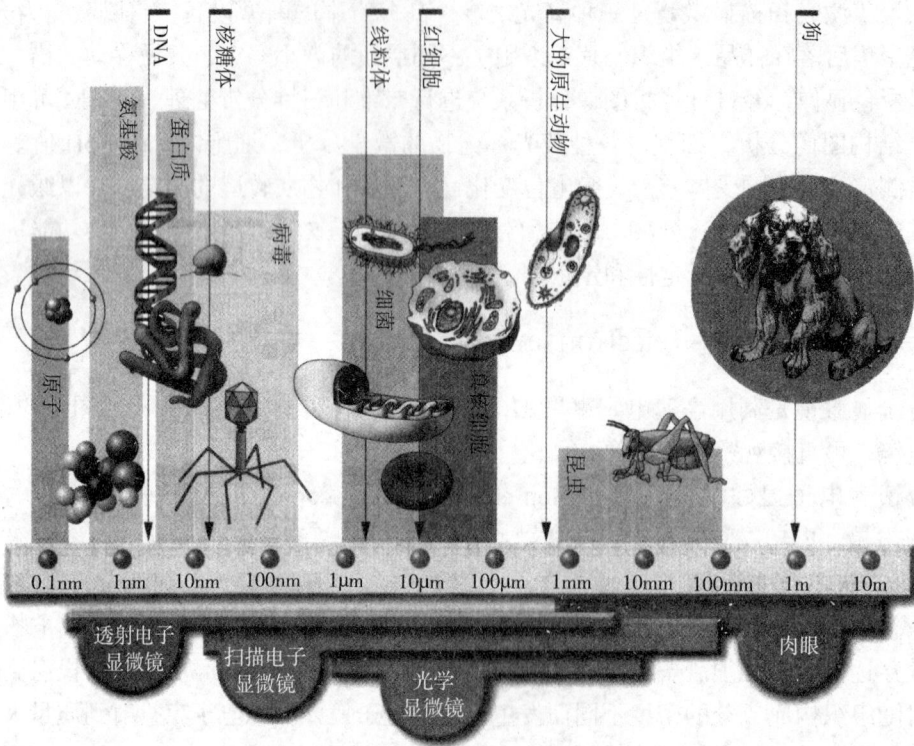

图 2-1　各种显微镜的分辨率

## 二、生理实验常用仪器

生理仪器一般由刺激系统，引导换能系统，信号调节系统，显示、记录系统和测量、统计系统 5 部分组成，见图 2-2。

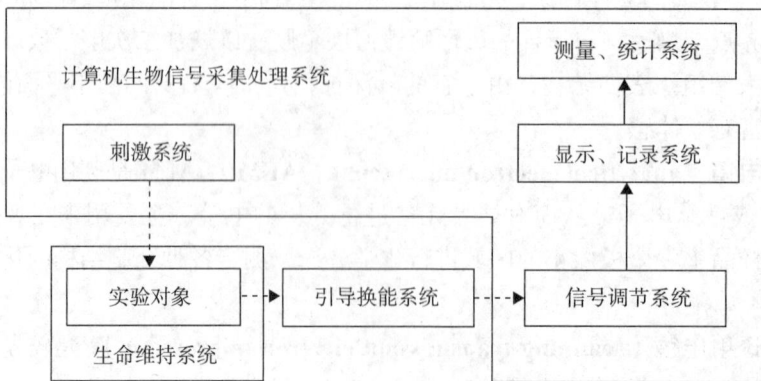

图 2-2　生理仪器组成示意图

## （一）刺激系统

**1. 刺激装置（stimulate installation）** 用于给生物机体提供定性或定量刺激的电子仪器或装置。不同的刺激装置能够提供光、电、声、热、机械力等不同形式的刺激。在各种刺激中，电刺激不易损伤组织，能定时、定量并可重复使用，因此，电刺激是生理学实验中常使用的刺激方法。进行电刺激时首先遇到的是所用的电刺激的各种参数问题，需要考虑以下重要参数：刺激电流的波形、刺激强度、刺激频率。

**2. 电极（electrode）** 刺激器输出的电脉冲必须通过电极才能作用于组织或细胞。根据电极的用途不同可分为刺激电极和引导电极两种。前者接受刺激器输出的脉冲电流给活组织施加刺激，后者则引导生物电流，进而输入电测量仪器进行处理。同一电极既可作为刺激电极，也可作为引导电极。刺激电极与引导电极在使用前需用万能电表检查其是否导通，两电极之间不应有除刺激、引导对象以外的组织或盐溶液，以防短路，电极应悬离周围组织。刺激电极可分为普通电极、保护电极、乏极化电极、微电极等多种，见图 2-3。

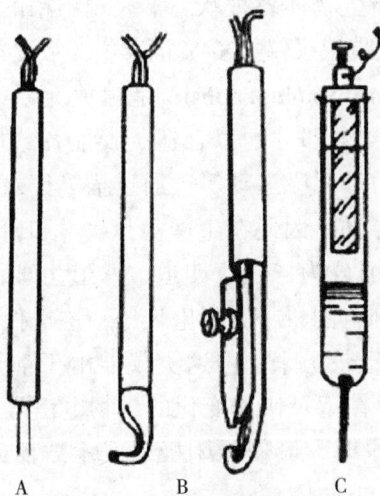

**图 2-3 刺激电极的种类**
注：A. 普通电极；B. 保护电极；C. 乏极化电极

## （二）引导换能系统

**1. 机械引导（传动）装置** 主要包括肌动描记杠杆、肌动器等记录收缩活动最常用的传动装置及检测压力变化的检压计等。

**2. 换能器（transducer）** 是将待检测的量模拟变换成其他形态的量（常为电变量）的仪器。换能器根据被转换的量的性质，分成机械量、热学量、光学量及化学量换能器等多种。一般实验中常用的有机械–电换能器和压力换能器两种，这两种换能器的核心部件是应变电阻。这种电阻在受力情况下，电阻值会发生改变，从而使输出电流也发生变化，这就使力（如拉力、血压压力）的变化转换成电的变化。常见的有压力换能器（主要用于测量血压、心内压、颅内压、胸腔内压、胃肠道内压、眼内压等）、张力换能器等。

### （三）信号调节系统

从生物体各器官引导出的生物电信号特性差异很大，一般在几十微伏到几十毫伏，且记录环境中常掺杂有同级或更大量级的干扰信号，要得到满意结果必须借助生物电放大器从中提取微弱的生物信号，再输入示波器或记录仪才能显示、记录。生物电放大器的种类很多，用途各异，使用原则有两条：足够的放大倍数，放大后波形不失真。要达到上述目的，必须选择合适的参数。有关放大器的性能指标包括：带宽、增益、输入阻抗、共模抑制比、信噪比等。目前，普及应用的计算机生物信号系统融入了放大器的上述指标。

### （四）显示、记录系统

观察、记录和初步分析生物体各种状态下表现出来的生理现象的仪器设备称为显示、记录系统，主要包括磁带记录仪、X–Y记录仪、示波器照相机、生理记录仪等。

**1. 生理记录仪（electrophysiolograph）** 是由放大系统、描笔记录系统、时标及实验标记装置和电源系统4个部分配以合适的换能器或电极，将多种生理功能的变化（如血压、心电、肌张力和呼吸运动等）通过描笔记录在记录纸上的仪器。生理记录仪由于记录的结果直观方便，因此在生理实验教学和研究中被广泛使用。根据输入通道的多少，生理记录仪可分为二道、四道、八道生理记录仪。目前常用的生理记录仪主要包括心电图机、脑电图机、肠胃电仪等，这类仪器都有放大与记录系统，可直接将一些生物电放大并记录下来。但这类仪器由于都是用描记笔记录，频率响应有限，一般小于100Hz，故在记录快速变化的生物电信号（如神经干动作电位）方面受到限制。当要求准确记录时，应使用阴极射线示波器或计算机生物信号采集处理系统。

**2. 示波器（oscilloscope）** 是电生理实验中最常用的仪器之一，它具有输入阻抗高、频率响应好、便于观察、能较客观地显示信号和波形曲线等优点。其缺点是结果不易保存，较先进的示波器有部分贮存功能，并可将数字输入计算机进行处理。现代生理学普遍使用的计算机生物信号采集处理系统的部分记录工作原理仍与示波器相似。

### （五）计算机生物信号采集处理系统

计算机生物信号采集处理系统是以计算机为核心，应用大规模集成电路、结合可扩展的软件技术开发的一种集生物信号放大、采集、显示、数据处理、数据存储和分析等多种功能于一体的电机一体化设备。该系统可替代传统的刺激器、放大器、示波器、记录仪，一机多用，功能强大，广泛应用于生理学科学实验。

生物信号采集处理系统由硬件与软件两大部分组成。硬件主要完成对各种生物电信号（如心电、肌电、脑电）与非电生物信号（如血压、张力、呼吸）的采集，并对采集到的信号进行调整和放大，进而对信号进行模 / 数（A/D）转换，使之输入计算机；软件主要用来对信号调整、放大、A/D 转换的控制及对已经数字化的生物信号进行显示、记录、存储、分析处理及打印输出，同时对各系统各部分进行控制，与操作者进行对话，见图 2-4、图 2-5。

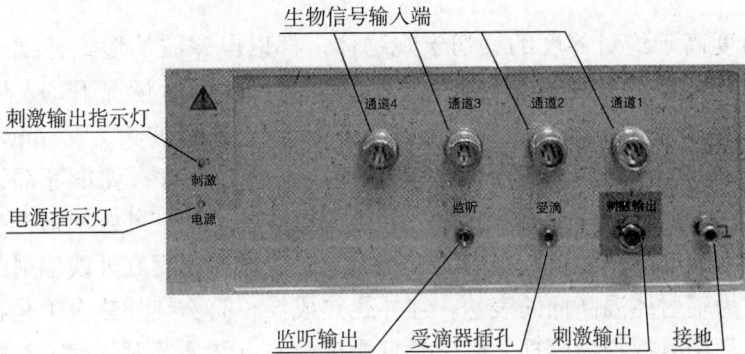

图 2-4　计算机生物信号采集处理系统硬件

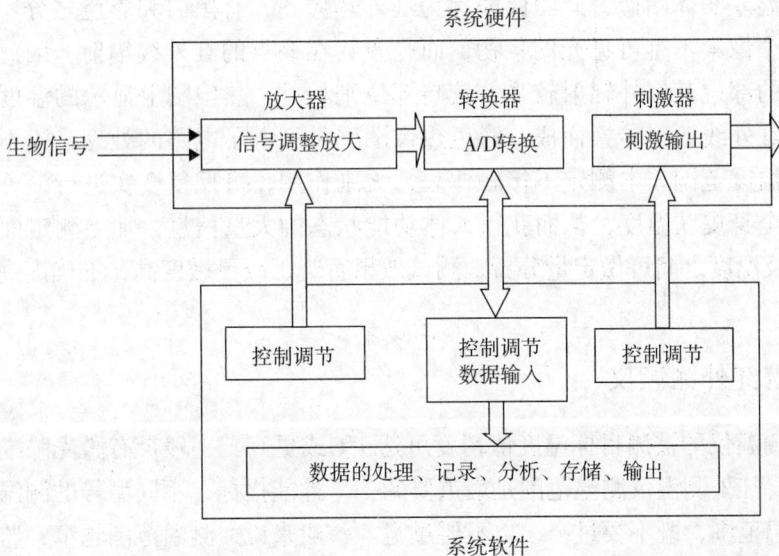

图 2-5　计算机生物信号采集处理系统基本结构及工作原理示意图

### 三、常用测温仪器

皮肤温度测定可以在无创情况下获得客观的、定量的数据。但在测温方法方面，现有的研究涉及温度计测温、液晶显像测温和红外测温及热像图技术。其中液晶测温技术因操作过于烦琐，目前已经很少应用。使用温度计测温最为简便，但应注意选择具备足够精度的测试仪器，测温仪精度不足必然导致数据可靠程度低下。

红外测温仪器主要有两种类型，即红外热像仪和红外测温仪（包括便携式、在线式和扫描式）。

#### （一）红外热像仪

凡是温度高于绝对零度的一切宏观物体，都以电磁波的形式持续地向外辐射能量，辐射波长比红光长者称为红外辐射，即红外线。正常情况下，人体的体温保持在37℃。其红外辐射的波长主要分布在8～14μm，峰值波长为9.3μm，此波段内皮肤不反射周围环境的寄生辐射，故此热辐射与肤色、色痣、乳晕等都无关。用对红外线辐射敏感的材料制成探测和接收红外线的探测器，使红外线辐射产生光电效应后输出电流，高强度的辐射以标量的方式予以记录，作为量度红外线辐射强度的客观尺度，即可作为辐射体温高低的表达。红外线热成像（简称红外热像）是在上述检测器的基础上，利用电视扫描原理，将瞬时只能记录一点红外辐射强度的红外辐射检测器发展成为红外热像仪。该仪器通过光学机械扫描系统，将一个较大面积区域发出的红外线辐射会聚在红外探测器上，利用扫描电路将光学系统视野内的景物逐点逐行进行扫描，从而得到一个全部景物红外辐射强度的分布图像，经计算机处理，在荧光屏上显示或打印出温差实体图像，此图像即称为红外热像图，有黑白和彩色之分。组成热像图上的每一个像素不是可见光的景物，而是景物在该点的红外线辐射。因此，黑白热像图上较亮的部位其红外辐射较强，较暗部位则相反。热像图上显示的温度值实际是由接收到的红外线辐射转换而成。彩色热像图则是经电子电路的处理，以不同的颜色代表不同的温度范围。本测定不接触体表，无副作用，可反复多次进行，可在短时间内同时测出全身皮肤温度，从而获得人体功能状态的大量信息，加之测定面积可调节，测定部位及温度之间可做定量分析，测试效果直观，故灵敏度高，准确度高，操作简便。

#### （二）便携红外测温仪

便携红外测温仪的被测目标温度值精度可达1℃或更高，一般带有激光瞄准，便于识别目标区域。红外测温仪测温范围是最重要的一个性能指标，不同型号的测温仪都有自己特定的测温范围，既不要过窄，也不要过宽。一般来说，测温范围越窄，监控温度的输出信号分辨率越高；测温范围过宽，则会降低测量精度。如果被测设备尺寸超过视场大小的50%，测温仪就不会受到测量区域外面的背景影响造成误差，可以选择单色测温仪；反之如目标尺寸小于视场大小的50%，双色测温仪是最佳选择。

### 四、行为学仪器设备

行为学测试仪器涵盖范围较广，主要有学习记忆类（水迷宫）、药物成瘾类（自我管理箱）、抗焦虑抑郁类（强迫游泳测试系统）、抗疲劳类（动物跑步机）、神经精神类（自发活动记录分析系统）等。

水迷宫实验是一种强迫实验动物（大鼠、小鼠）游泳，学习寻找隐藏在水中平台的一种实验，主要用于测试实验动物对空间位置觉和方向觉（空间定位）的学习记忆能力。水迷宫系统特点是，采用视频摄像跟踪技术，实现了实验过程的自动化，避免了人工计数引入的主观误差和对实验动物的干扰，增加了实验结果的真实性和可靠性；采用视频追踪技术，提取出水迷宫实验中实验动物的运动轨迹，并据此计算出丰富的行为学定量指标，实现水迷宫实验的定量化、精确化和客观性，增加了实验结果的可信性。

### 五、测痛仪器

由于痛觉没有单一的适宜刺激，因而有许多不同类型的测痛仪。

#### （一）足底测痛仪

足底测痛仪是用以测量啮齿类动物对红外热刺激的反应。足底测痛仪包括：可移动的红外光源、玻璃板面、放置动物的围箱及控制器。足底测痛仪可帮助研究人员通过大鼠对外部热刺激的间接反应测量痛阈。将小鼠放置在三隔围箱中的一隔中，适应环境后，将红外光源放在玻璃板下面，由操作员直接将其安置在小鼠的后爪之下，调节红外发生器上的按键，试验即开始，并开始数字固态计时，当小鼠感觉到疼痛，便会收回爪子，爪子收回会导致发热反射突然下降，同时切断红外光源，反应计时器停止计时。撤回反应时间几乎可以计算到 0.1 秒。

#### （二）甩尾测痛仪

甩尾测痛仪用于测量大鼠对辐射能反应时间，辐射来自 150W 光源。光学传感器置于聚焦的光源之下。鼠放置在合适的位置上，使它的尾巴遮暗从传感器聚焦的光源。当系统开始时，使用提供的脚踏开关或面板上的启动键，光源照亮和计时器以 1/10 秒速度计数。当鼠尾开始甩动时，表明鼠的痛苦开始，露出传感器。甩尾运动关闭了计时器和光源。反应时间可直接从显示器上读取，精确到秒或 1/10 秒。

#### （三）冷热痛觉测试仪

冷热痛觉测试仪可在 2～66℃间任意调节温度，也可设定温度变化区间，由低往高或者由高往低。研究人员可将其用于痛敏试验，研究受试对象的寒冷灵敏性或在一定温度范围内、温度变化状况下的"动态"实验。可选配附加热板，同时对两只大鼠进行试验；或使用附加热板通道和特制玻璃罩，将其组合成一个"热逃逸"装置，进行温度偏爱实验。

### 六、电针仪

目前在国内外应用最广的是脉冲式电针仪。脉冲式电针仪采用间歇振荡器为脉冲发生器，由可变电阻改变电路的时间常数，控制脉冲频率。在振荡变压器上绕有多组相互隔离的输出绕组，备绕组的输出经电位器分压后输出。由多谐振荡器输出方波，可获疏密波、断续波与脉冲波型。用针刺入穴位得气后，在针上通以（感应）人体生物电的微量电流波，以刺激穴位，具有调整人体功能，加强止痛、镇痛，促进气血循环，调整肌张力等作用。

## 第四节　常用实验技术

实验针灸学是应用现代科学技术与实验方法，研究针灸基本理论、针灸作用原理和针灸作用规律的一门学科，是传统针灸学与现代科学相结合的新兴交叉学科。因此，实验针灸学研究中需要应用包括形态学、生理学、生物化学、生物物理学、免疫学、分子生物学和细胞生物学等多个学科在内的技术和方法。现就这些学科常用技术和方法简要介绍如下。

### 一、形态学技术和方法

#### （一）解剖学常用技术和方法

解剖学（anatomy）是一门研究正常机体形态结构的重要医学基础学科。主要是应用解剖器械剖割，肉眼观察、比较和度量各器官及组织在人体内的位置及相互关系。科学技术的进步带动了解剖学的发展，解剖学逐渐形成了 X 线解剖学、功能解剖学和断层解剖学等多个学科。解剖学的主要技术和方法包括以下内容。

**1. 标本固定技术**

（1）组织块固定技术：固定是采用固定液使之渗入组织细胞中，使蛋白质变性凝固，不溶于水和有机溶剂，防止细胞的腐蚀和细胞的自溶。从而保存组织细胞生活时的形态结构和抗原性，使细胞的蛋白质、脂肪、糖、酶等成分转变为不溶性物质，以保持其原有状态。此外，固定后的组织对染料有不同的亲和力，染色后可产生不同的折射率，颜色更为清晰鲜明，便于观察，也更易于切片。所以取材后对样本进行固定是标本制作过程中的重要环节。常用的标本固定剂包括 10% 中性甲醛、4% 多聚甲醛等，其中前者最为常用、经济简易，后者在脑组织等研究中更具优势。固定时组织块大小宜在 1cm × 1cm × 0.15cm 左右，固定剂溶液量一般应为组织块体积的 15 ～ 20 倍以上。

（2）灌流固定技术：器官灌流固定技术是通过血管途径将固定液导入所要固定的组织器官，可将生活的细胞在原位及时迅速均匀地固定。该方法可以减少离体或死亡后，因缺氧引起组织细胞内酶活性和微细结构的改变，对保存酶活性及微细结构有很大优势，多用于对缺氧敏感的组织器官，如神经系统、肾脏、睾丸等。常使用 4% 的多聚甲醛作为固定剂。通常先快速滴入生理盐水，将血管内血液冲洗干净，直至器官变白。然后灌注固定液，需要注意先快速注入固定液，然后改为缓慢滴入，直至动物身体变硬。灌流固定后采集大小适中的标本，然后需进一步采取后固定。该方法比较复杂，要求操作者熟练掌握操作技术。

**2. 血管灌注技术** 是将一些带有色料的填充剂灌注到血管内，通过对标本腐蚀、解剖、透明等方法显示血管位置、行径和分支。多用新鲜尸体，根据制作标本要求进行整体灌注或局部灌注。其中整体灌注适合全身或半身，应选择在操作时易暴露的大动脉干，如肱动脉、股动脉和颈总动脉；局部灌注可在整尸上，从分布于该器官或肢体的动脉干进行灌注，也可取下脏器或截下肢体。当取下脏器灌注时，所留的动脉干要长一些，以便插入导管。灌注器官内血管制作铸型或透明标本，以离体局部灌注效果较好。其方法为：将新鲜标本以 1% 肝素生理盐水（37℃）灌注动脉后，分别灌入 5%、10%、20% ABS 丁酮溶液，丁酮中加入适量的大红油画颜料，第二天再补充灌注 20% ABS 丁酮溶液 100mL，浸入温水中 6 小时，−30℃冰箱中低温冰冻 48 小时，横断面切割，解冻后辨别形态结构。

**3. 淋巴管灌注技术** 淋巴管因较细小，且淋巴液无色透明，用一般解剖方法不易观察到，只有先注入有色的注射剂，再进行解剖观察。进行内脏淋巴管灌注时，材料越新鲜越好；四肢和躯干淋巴管，则需过尸僵期，即 24 小时后再注射。注射方法一般采用间接注射法，即将有色的注射剂注入器官的组织间隙内，利用淋巴管壁通透性大于毛细血管的特性，借助注射的压力和注射剂内氯仿或乙醚的扩散作用，注射的色素即可进入毛细淋巴管，从而使毛细淋巴管、淋巴管及淋巴结充盈显色。注射后的标本应用甲酚皂溶液洗净外渗和污染的部分，并用流水冲洗后用 10% 甲醛溶液固定 1 周。如要显示肢体深、浅淋巴管和淋巴结及内脏的器官外淋巴管和淋巴结，可用肉眼或借助解剖显微镜进行解剖观察。操作时要细致耐心，尽量使淋巴管保持完整的形态和正常的位置。

**4. 断层影像解剖学技术** 采用影像断层的方法研究人体解剖形态结构及相关功能。具有以下特点：无创伤，可以同时反映形态和功能变化；能在机体结构保持原位的状态下，准确显示其断面形态变化及位置关系；可通过追踪连续断层或借助计算机进行结构的三维重建和定量分析；可密切结合影像诊断学和介入放射学。常用的断层影像解剖学技术有：电子计算机断层扫描（computed tomography，CT）、磁共振成像（magnetic resonance imaging，MRI）、正电子发射计算机断层扫描（positron emission computed tomography，PET）、单光子发射计算机断层扫描（single-photon computed tomography，SPET）和光学相干断层扫描技术（optical coherence tomography，OCT）等。

### （二）组织学常用技术和方法

组织学（histology）是研究正常机体的微细结构和相关功能的一门学科。在组织学基础上发展起来的组织化学（histochemistry），是对组织或细胞内某些化学成分进行定性、定位和定量研究，探讨其相关功能活动的学科。近年来，组织化学无论从理论、内容、研究手段还是研究范围上都得到了迅速发展，产生了如酶组织化学、免疫组织化学、荧光组织化学、电镜组织化学、原位杂交组织化学和放射自显影组织化学等多个分支。

一般来说，组织化学技术的流程可概括为三个阶段：首先按不同实验目的制备切片标本，然后进行组织化学实验，最后利用显微镜进行观察，并结合图像分析仪和图像分析软件对所得结果进行定位和定性定量分析。

**1.组织制片技术** 分为切片法和非切片法。切片法应用更为广泛。

（1）切片标本制备：指经取材、固定、脱水、包埋、切片、染色和封片等主要步骤制成的组织切片标本。石蜡切片是组织学最常用、最基本的制片方法，对组织形态保存好、能长期存备，可供回顾性研究。冰冻切片是将组织在低温条件下快速冻结后制备切片，对抗原保存较好，多用于快速病理诊断和免疫组织化学研究。超薄切片技术则常用于电镜研究，观察组织内部超微结构。

以石蜡切片的制备、染色为例，流程大致如下：①取材与固定：将所要观察的人体或动物的新鲜材料切成适当大小的组织块，立即浸入固定液中进行固定，防止离体后结构发生变化，使其尽可能保持活体时的结构状态。②脱水与包埋：为了使石蜡能浸入组织内，在制备时将固定好的材料用乙醇脱水，经二甲苯透明后，再浸入加温熔化的石蜡中浸透包埋使组织块变硬。③切片与染色：将包埋的组织蜡块，用切片机切成 $5 \sim 10\mu m$ 的薄片，贴在载玻片上，脱蜡后进行苏木精和伊红染色，简称 HE 染色。这种方法适用范围广泛，对组织细胞的各种成分都可着色，便于全面观察组织构造，而且适用于各种固定液固定的材料，染色后不易褪色，可长期保存。④封固：在切片上滴加中性树胶，用盖玻片进行封固，保存备用。

（2）非切片标本制备：指不经包埋和切片步骤制作成组织标本，主要包括涂片、铺片或磨片标本的制备。例如，血液、脱落细胞、分泌物等可直接涂在载玻片上，称涂片法；疏松结缔组织和肠系膜等薄层组织可在玻片上撕开展平，称铺片法；而骨和牙可直接研磨成薄的磨片贴附在载玻片上，称磨片法。骨和牙还可以用酸脱钙后再按常规制成切片，进行染色观察。借药物的作用，使组织软化、组织各组成部分之间的某些结合物质溶解，或用机械的方法，将组织的各个组成部分分离，并使其摊开于玻片上，制成临时或永久性封片。如肌肉纤维或神经纤维分离，称分离法；不经过切片，将整个微小或透明的生物体或器官封藏起来，制成玻片标本的方法，称整体装片法。

**2.组织化学方法** 组织化学与细胞化学都是建立在细胞学、组织学和生物化学基础上，针对细胞中的不同组分，利用化学或物理的方法使其形成不同的有色反应沉淀物，从而在显微镜下观察。这是一种最基础的细胞和组织研究技术，具体如下。

（1）糖原显色方法：过碘酸雪夫反应，显示糖原和其他多糖物质为紫红色。

（2）核酸显色方法：孚尔根显色法，显示 DNA 呈现紫红色。甲绿 – 派郎宁法显色法，显示 DNA 呈现蓝绿色，RNA 呈现红色。

（3）脂类显色方法：苏丹黑 –B 法，显示脂类细胞胞浆呈黑色，胞核呈红色。

（4）辣根过氧化物酶法：辣根过氧化物酶（horseradish peroxidase，HRP）是从植物辣根中提取的一组同工酶混合物，在注射部位被神经末梢或神经元胞体摄入，可逆向运至胞体或顺向运至末梢。HRP 法的基本步骤是将 HRP 注射到中枢神经系统或周围器官、神经的一定部位，经过一定时间后灌流固定动物，取材制作冰冻切片，然后用过氧化氢及显色剂进行呈色反应，从而将标记神经元及其突起显现出来。与显色剂二氨基联苯胺（diaminobenzidine，DAB）反应呈棕黄色，与显色剂四甲基联苯胺（tetramethylbenzidine，TMB）反应则呈蓝黑色。辣根过氧化物酶法是利用轴浆运输现象追踪神经元之间联系的一种方法。常用的标记方法有顺行标记、逆行标记和跨节标记（图 2-6）。

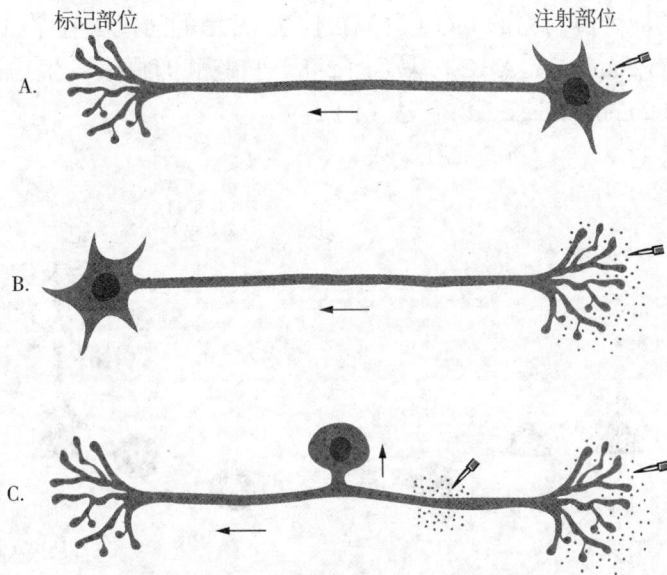

標记部位　　　　　　　　　　　　　　　　　　　注射部位

A.

B.

C.

**图 2-6 利用轴浆运输原理进行神经纤维束路追踪的基本方式**

注：A.顺行标记；B.逆行标记；C.跨节标记

**3. 免疫组织化学法** 又称免疫细胞化学法，是综合应用免疫学及组织化学原理，对组织或细胞的某些抗原物质（如蛋白质、多肽、酶、激素、受体等）在组织或细胞的原位进行定位、定性和定量测定的一种研究方法。即应用抗原抗体特异性结合，用标记的特异性抗体去检测组织或细胞中同类抗原物质；并由于抗原抗体复合物是无色的，还须借助组织化学的呈色反应将抗原抗体结合的部位显示出来。免疫组织化学法把免疫反应的特异性、组织化学的可见性巧妙结合起来，具有特异性强、敏感性高、定位准确、简便快速、形态与功能相结合的优点。

按照标记物的不同，免疫组织化学法可分为免疫酶法、免疫荧光法、免疫胶体金法等。根据酶或荧光等标记的部位，免疫组织化学法还可分为直接法（一步法）、间接法（二步法）、桥联法（多步法）等，其中间接法灵敏度高，最为常用。

（1）免疫酶组织化学法：是目前免疫组织化学研究中最常用的技术，既可检测抗原，又可检测抗体。其基本原理是先以酶标记的抗体与组织或细胞作用，然后加入酶的底物，生成有色的不溶性产物，从而对细胞或组织内的相应抗原进行研究。以免疫酶法为例说明直接法和间接法。

①直接法：是用酶标记的特异抗体直接与标本中相应抗原结合，再与酶的底物作用，使原本无色的底物发生水解、氧化或其他反应，产生有色的产物沉淀在抗原抗体反应部位，从而对抗原进行定性、定位及定量研究（图2-7）。

②间接法：是先用未标记的特异性抗体（一抗）与标本中相应抗原反应，再用抗特异性抗体的酶标记抗体（二抗）与结合在抗原上的一抗反应（图2-7）。间接法涉及一个能与组织抗原反应的未标记一抗、能与一抗反应的标记二抗。需要注意，二抗必须是抗制备一抗的同种属动物的 IgG（种属抗体）。常用的间接法有卵白素 – 生物素复合物（avidin–biotin complex，ABC）法（图2-8）和链酶卵白素 – 生物素 – 过氧化物酶（streptavidin–biotin peroxidase，SP）法（图2-9）。

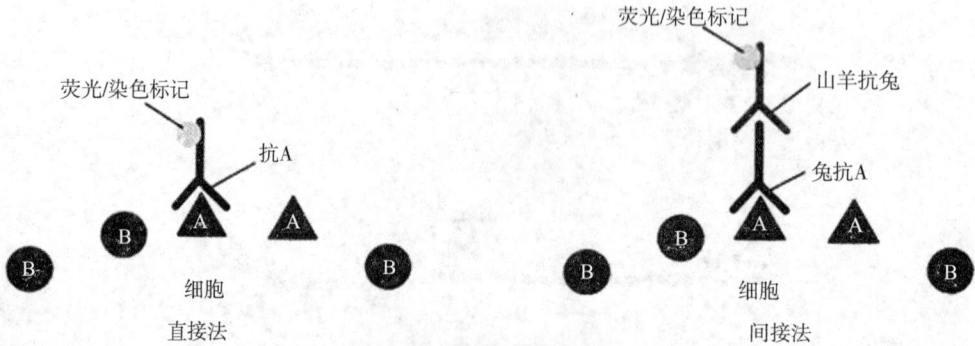

图 2-7　免疫酶组织化学直接法和间接法原理示意图

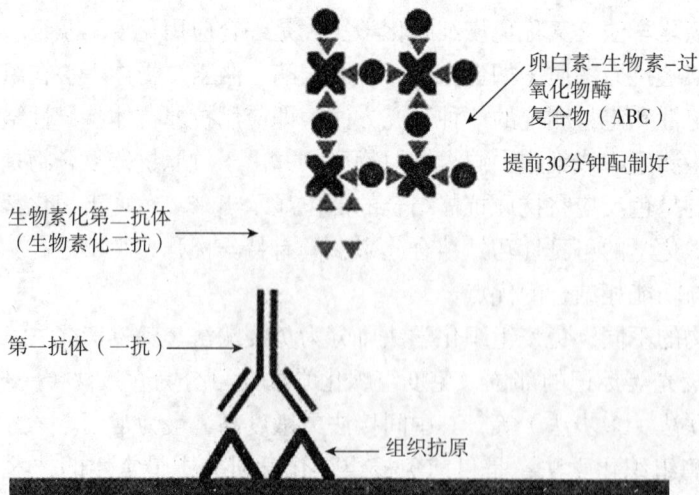

图 2-8　免疫酶组织化学 ABC 法原理示意图

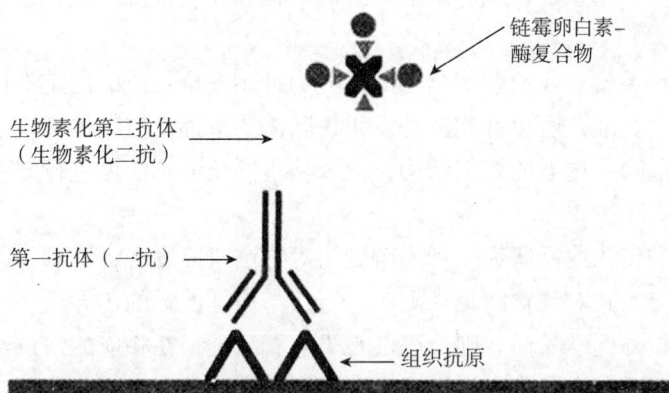

**图 2-9 免疫酶组织化学 SP 法原理示意图**

（2）免疫荧光组织化学法：是最早建立的免疫组织化学技术。其基本原理是将已知抗体标记上不影响抗原和抗体活性的荧光素，当与相应抗原反应时，在形成的抗原抗体复合物上带有一定的荧光素，以此作为探针检查细胞或组织内的相应抗原。在荧光显微镜下可以看到发出荧光的抗原抗体结合部位，从而对相应组织抗原进行定位、定量分析。

（3）免疫胶体金组织化学法：以胶体金作为示踪标记物，多用于免疫电镜的有关研究。

（4）凝集素：凝集素具有多价结合的能力，能与荧光素、生物素、酶、胶体金和铁蛋白等示踪物质结合。凝集素的最大特点在于它能识别糖蛋白或糖脂，特别是细胞膜中复杂的碳水化合物结构。一种凝集素具有对某一种特异性糖基专一性结合的能力。因此，凝集素可以作为一种探针来研究细胞膜上特定的糖基。包括直接法和间接法。直接法：标记物直接标记在凝集素上，使之直接与切片中的相应糖蛋白或糖脂相结合。间接法：将凝集素直接与切片中的相应糖基结合，而将示踪物质标记在抗凝集素抗体上。

**4. 形态计量学方法** 是对组织或细胞内形态结构及化学成分进行定量研究的一门新兴学科，可以通过量的测定及其数据变化阐明结构与功能的关系。通常在显微镜下观察，采集需要测量分析的对象，并采用图像分析仪和图像分析软件进行测定，获得测量对象的数据（如数量、长度、面积、体积、灰度等），最后进行数据的统计分析。

## （三）形态学技术和方法在实验针灸学中的应用

形态学技术和方法在经络穴位的研究、针灸作用原理研究中得到广泛应用。主要有以下几个方面。

**1. 经络穴位的研究** 形态学技术方法在经络穴位的研究中应用最为广泛。例如，在尸体或动物身上进行层次解剖、断面解剖和微观解剖，以寻找经络穴位的物质基础。大量的临床资料观察和实验研究表明，经络与神经系统、血管、淋巴管及筋膜组织关系密切。又如组织切片的实验研究表明，穴位下针感点可见到大小数量不等的小血管、小神经束、神经末梢等，这些是针刺时产生针感的结构和物质基础。此外，穴区局部肥大细胞分布密度也很高。

**2. 针刺安全性评价**　穴位解剖结构的研究为针刺安全规范的制定提供了依据。为了提高针刺疗效和安全性，避免针刺意外发生，除需要掌握穴位的体表定位外，还要了解不同穴位尤其是危险穴位下的解剖结构，以及从不同角度和深度进行穴位针刺时所涉及的解剖结构。

**3. 针刺信号的传入途径研究**　利用解剖学等方法研究发现，针刺引起的传入冲动进入脊髓后，主要交叉到对侧脊髓腹外侧束上行，与痛、温觉的传导途径相似。如果患者的脊髓前联合或腹外侧索受损，则节段性丧失痛、温觉，在相应的穴位给予针刺也不能引起明显的针感；而在脊髓背束受损时，并不影响针感的产生。这些研究为针刺信号的传入途径提供了形态结构学依据。

**4. 针灸作用及作用原理的研究**　应用 HRP 技术，可以阐明经穴—脏腑相关的部分机制。利用组织化学方法研究，发现针刺可以显著增强穴区肥大细胞脱颗粒现象。又如应用免疫组织化学方法，观察到针刺具有促进末梢神经再生的作用。此外，近年来断层影像解剖学技术在针灸作用原理的研究中得到广泛应用。如采用 CT 和 MRI 技术，评价针刺治疗脑血管病的疗效；采用 PET 研究针刺对脑功能的影响等。

## 二、生理学技术和方法

生理学（physiology）是研究生物体生命活动规律的科学。研究方法常分为急性和慢性实验两大类。通常是人为地创立某种特定的环境，针对机体的整体或某一器官、组织、细胞施加各种因素，客观地观察其功能变化。

### （一）生理学常用技术和方法

**1. 神经电生理方法**　电生理学主要研究组织和细胞的电学特性。通过它们在不同条件下的变化来探讨它们与各种生理功能之间的关系，以及不同功能单元之间电活动的相互关系等。直到今天，细胞内、外微电极记录法及电压钳技术仍不失为最重要的电生理方法。

（1）细胞外记录法：细胞外记录是把引导电极安放在神经组织的表面或附近引导神经组织的电活动。由于活动部位的神经元产生去极化，未活动的部位处于正常极化状态，在容积导体中的两部位间电位不同，电流从一点流向另外一点。放置于细胞表面的电极就会记录两者之间产生的电位差。细胞外微电极记录的方便之处是电极不插入细胞。除了玻璃电极之外，金属微电极也是细胞外记录的合适电极。合格的微电极是记录细胞电位的重要条件。

（2）细胞内记录法：这是研究神经元基本生物物理特性的有力手段。记录膜电位，必须在膜两侧各置一个电极形成一个环路，因此一个电极要插入细胞膜内，这种记录法称细胞内记录法，可以测量膜电位的绝对值。成功持久记录细胞内放电，除具备必需设备外，还需要注意以下两点：①稳定问题。干扰稳定记录的活动来自两方面，即机械运动和由于动物呼吸和循环功能引起的运动。②使用合格的微电极，以免对细胞造成严重损伤。记录细胞内电位多用玻璃微电极。

（3）脑内电刺激法：是研究中枢功能定位的经典方法之一。脑内电刺激法不仅应用于动物实验，而且用于临床治疗。但是此方法也有缺点，如电刺激对于神经元胞体、轴突或树突的兴奋作用没有选择性，刺激电流易于扩散超出所要兴奋的范围等。因此用电刺激方法得到的结果应结合其他方法的结果加以分析，下结论需要谨慎。

（4）电压钳技术：是控制跨膜电位用来研究离子通道的技术。通过插入细胞内的一根微电极向胞外补充电流，补充的电流量正好等于跨膜流出的反向离子流，这样即使膜通透性发生改变时，也能控制膜电位数值不变。

（5）膜片钳技术（patch clamp recording technique）：是以记录通过离子通道的离子电流来反映细胞膜单一的或多个的离子通道分子活动的技术，为现代细胞电生理的常规方法。膜片钳实验需要有膜片钳放大器、倒置显微镜、三维液压微操纵器、微电极控制仪和计算机及相关软件等配套设备。实验所用的标本多是放在培养皿中的细胞。具体说，就是用微玻管电极（膜片电极或膜片吸管）接触细胞膜，以千兆欧姆以上的阻抗使之封接，使与电极尖开口处相接的细胞膜的小区域（膜片）与其周围在电学上分隔，在此基础上固定点位，对此膜片上的离子通道的离子电流（pA级）进行监测记录。

（6）脑电图（electroencephalography，EEG）：用双极或单极引导法，将引导电极放在脑活动区颅骨表面之上，可以记录出能变换方向的微弱电流。通过强力放大记录出来的电位称为脑电图。它反映大量神经元的电活动变化，尤其是皮层锥体细胞的整体活动。脑电图是用粗电极记录出来的大量神经元的综合电活动。在安静松弛状态下，正常脑电图含有两种节律，α节律为8～13Hz，在顶－枕叶最明显，当视觉注视时消失。β节律是低电压的18～30Hz。多数脑电图是这两种节律的复合波。

脑电地形图（brain electrical activity mapping，BEAM）是在EEG的基础上，将脑电信号输入计算机内进行再处理，通过模数转换和傅立叶转换，将脑电信号转换为数字信号，处理成为脑电功率谱，按照不同频率进行分类，依功率的多少分级，最终使脑电信号转换成一种能够定量的二维脑波图像。此种图像能客观地反映各部电位变化的空间分布状态，其定量标志可以用数字或颜色表示，再用打印机打印在颅脑模式图上，或贮存在软盘上。它的优越性在于能发现EEG中较难判别的细微异常，提高了阳性率，且病变部位图像直观醒目、定位比较准确，从而可对大脑功能进行客观评价。BEAM主要应用于缺血性脑血管病的早期诊断及疗效预后的评价，小儿脑发育与脑波变化的研究，视觉功能的研究，肿瘤的定位以及精神药物的研究等。

（7）诱发电位：中枢神经的任何部位对于感受器官、感受神经、感觉通路上的任何一点，或与感觉器官有关的任何结构上的任意一点受刺激时所产生的电变化，称诱发电位。主要有听觉诱发电位、视觉诱发电位和位感诱发电位。由于它是由某一特定刺激或事件引起的，因此诱发电位又称"事件相关电位"。诱发电位是慢电位变化，不是单细胞放电，主要是突触后电位总和而成。神经系统随时在活动中，产生自发电活动。

**2. 心电图（electrocardiogram，ECG）**　是根据心肌细胞每一时刻产生的电活动通过心脏周围的组织和体液传到体表，通过在体表放置引导电极，把这些周期性心电变化记录下来的电活动图形。其常用导联由三部分组成，即标准导联、加压肢导联和胸导联。在各种心脏疾病、电解质平衡失调、某些药物中毒等疾患的诊断和治疗中具有重要的参考价值。

**3. 肌电图（electromyography，EMG）**　是应用电子学仪器记录肌肉静止或收缩时的电活动，以及应用电刺激检查神经、肌肉兴奋及传导功能的方法。肌电图检查可以判定肌肉所处的功能状态，从而有助于运动神经肌肉疾病的诊断，如重症肌无力、脑脊髓损伤引起的后遗症等原发性或继发性神经肌肉病变。

**4. 血流量测定法**　血流量是指单位时间内流过血管某一截面积的流量。血流量是衡量生物体功能状态和血流动力学研究的重要指标之一，也是反映心脑血管功能和组织器官供血供氧状况的重要指标。血流实时在体的血流监测对于生命科学的基础研究、疾病的临床诊断以及药物研发等都具有非常重要的意义。血流量的测定方法很多，常用的且可精确测量平均血流量及搏动血流量的方法有：电磁感应法、脉冲多普勒超声法、染料稀释法及放射线同位素法等。这些方法中有些需要通过手术辅助完成测量，对人或动物组织具有一定的创伤性，有些是无创伤的。

无创多普勒超声流量与超声切面扫描仪结合，可在测定血流量的同时观察并拍摄血管舒缩状态的图像，其在临床辅助诊断上有着重要的意义。经颅多普勒超声（transcranial doppler，TCD）是一种非损伤性颅内血流动力学检查方法，它可显示血管中血流的特性。临床上主要用于检查颅内外动脉血包括颈总、颈内、颈外、眼动脉及其分支，以及大脑前、中、后动脉及椎-基底动脉等血流速度、波形及搏动指数等多种参数，同时还能很好显示血管有无阻塞或狭窄，对正确估价脑血管病的部位及程度有较好的参考价值。

现有的血流监测手段，如功能核磁共振成像和正电子发射断层成像，受限于较低的时间分辨率（秒量级）和空间分辨率（毫米量级），并且设备价格昂贵。X 射线血管造影和荧光血管造影技术均需向被测者体内注射造影剂，不利于其推广。目前应用相对广泛的激光多普勒属单点测量，若要进一步实现二维血流成像则需用结合机械扫描装置，这会降低时间分辨率和空间分辨率。而激光散斑血流成像（Laser Speckle Flowgraphy，LSFG）技术是近年来一种新的血流量测定法，是利用血管中红细胞运动产生的后向动态散斑对比度值来获取血流速度信息，因此通过成像方式就能够获得全场的二维高分辨率的血流分布的图像，不需要结合机械扫描，也不需要注入外源性物质，就可以实现长时间并且连续性的血流监测。该技术可达到毫秒量级的时间分辨率和微米量级的空间分辨率，真正实现了实时高分辨、大视场血流成像，因此该技术受到了生物医学领域的广泛关注。但激光散斑血流成像技术还存在一定的局限性，如只能用于表皮的血流成像，无法对深层组织血流成像；以及前面提到的和其他血流成像技术一样，只能测量相对血流速度。

**5. 推挽灌流法**　是在体研究中枢核团化学物质含量变化时常用的收集样品的方法。通过推挽灌流套管，使灌流液直接灌流脑组织，收集流出液，从流出液中可以进一步分析神经递质的变化。

**6. 脑内微透析术**　是在推挽灌流基础上发展起来的新技术。其特点是灌流液在半透膜管内流动，不与脑组织直接接触，可测定脑组织细胞外液中不同生理状态下神经递质及其代谢产物释放量。

### （二）生理学技术和方法在实验针灸学中的应用

有学者早在 1934 年就尝试用生理学方法研究和解释针灸作用原理。此后又有很多学者结合临床，观察了针灸对红细胞、血沉、血糖、血压、心电图、胃肠运动、胆汁分泌和泌尿功能等指标的影响，进一步推动了实验针灸学的发展。生理学技术的应用，极大推动了针灸基础与临床研究，并为阐明针灸作用原理发挥了重要作用。

**1. 对针灸基本理论的研究**　例如，研究循经感传时相应的肌电图变化。又如从针刺时脊髓背角的诱发电位等研究经穴—脏腑相关的途径。

**2. 对针灸作用原理的研究**　从 20 世纪 60 年代开始，我国医学界从痛觉生理学角度大规模地开展了针刺镇痛原理的研究，使我国针刺镇痛的原理研究达到了世界先进水平。如以脑电图为指标，观察针刺治疗失眠、针刺治疗癫痫的机理；从颅内血流动力学的角度研究针刺治疗中风的作用机理；以心电图为指标，观察针刺治疗心血管疾病的疗效及其机理等。这些都彰显了生理学技术在针刺作用机理研究方面的广泛应用和重要作用。

### 三、生物化学技术和方法

生物化学（biochemistry）是在分子水平上研究生物体内基本物质的化学组成、结构、性质及生命活动过程中（如生殖、代谢和运动）的化学变化规律，从而阐明生命现象化学本质的学科。

### （一）生物化学常用技术和方法

**1. 光谱技术**　是利用各种化学物质所具有的发射吸收或散射辐射能的特性，对物质进行定性或定量的一类分析技术。光谱技术具有灵敏度高、简便、快速、测试样品不被破坏等优点，是最常用的生化测定技术之一。

（1）比色分析法：是利用有色物质对一定波长的光的吸收特性来进行定量的一种分析法。在一定浓度范围内，溶液中有色物质的浓度与溶液颜色的深度成正比，并用可见光（400 ～ 760nm）作光源，比较溶液颜色的深浅度以测定所含有色物质浓度。常用的有标准对照法和标准曲线法。

（2）分光光度法：是利用被测物质对各种波长光的吸收能力，绘制吸收光谱曲线。由于物质不同，分子结构不同，吸收曲线各有特殊形式，根据曲线的特征，进行物质的定性定量分析。因为分光光度法波长范围较大（200～1000nm），所以它既可用于可见光，也可用于紫外光和红外光的分光测定，应用范围大，适用于有色物和无色物的测定。

（3）荧光光度法：当物质分子吸收电磁辐射并被激发后会产生荧光。荧光光度法是一种利用物质分子发出荧光的强度进行分析的方法。由于不同物质结构不同，吸收的激发光波长也不同，因此该方法可以用于定性分析。同一物质的稀溶液，浓度大的荧光较强，反之则较弱，利用这一性质还可进行定量测定。荧光光度法具有灵敏度高、选择性强、重现性好、取样少、方法简单等优点。但是由于许多物质本身不能被激发出荧光，因此该方法应用范围较小。

**2. 层析技术**　又称色谱法，是一种高效能的物理分离方法。有一个固定相和一个流动相，当两相做相对运动时，利用混合物中各组分在理化性质上的差异，如吸附力、溶解度、分子的形状与大小、分子的电荷性及亲和力等，使各组分在两相间进行反复多次的分配而分离。色谱法有多种类型，也有多种分类方法。按两相所处的状态分类，以液体为流动相，称为"液相色谱"；用气体作为流动相，称为"气相色谱"。层析技术在蛋白质化学乃至生命学科研究中起到非常重要的作用。这里简要介绍以下3种层析法：

（1）吸附层析法：又称液-固相色谱法。它是根据混合物随流动相通过由吸附剂组成的固定相时，吸附剂对各组分的吸附能力不同，造成各组分流动速度不同，从而将各组分分离。由于支持物装填方式不同又可分为柱层析和薄层层析。其中柱层析可以用来分离非极性或极性小的有机物，薄层层析可以用来分离氨基酸、类固醇激素等物质。

（2）离子交换层析：是根据物质所带电荷的差别进行分离纯化的一种方法。所用的离子交换剂分为两大类，即阳离子交换剂和阴离子交换剂。由于它层析条件温和，不易使分离的物质变性，具有分离能力强，离子交换剂理化性质稳定，而且洗脱缓冲液选择范围广等优点，故广泛应用于大分子物质分离。

（3）高效液相色谱（high performance liquid chromatography，HPLC）：又称为高压液相色谱、高速液相色谱、高分离度液相色谱等。高效液相色谱以液体为流动相，采用高压输液系统，将具有不同极性的单一溶剂或不同比例的混合溶剂、缓冲液等流动相泵入装有固定相的色谱柱，在柱内各成分被分离后，进入检测器进行检测，从而实现对样品的分析。该方法广泛用于氨基酸及其衍生物、有机酸、甾体化合物、生物碱、抗生素、糖类、核酸及其降解产物、蛋白质、脂类、酶等物质的分离和鉴定。

**3. 电泳技术**　电泳是指在外界电场作用下，带电物质向所带电荷的相反电极方向移动。由于各种物质各自的带电性、带电量、分子质量、颗粒大小和形态等的不同，在电场中的迁移方向和速度不同，以此对物质进行分离和鉴定。主要适用于物质性质的研究、种类的鉴定，分离纯化、纯度的分析等。在电泳过程中，带电颗粒的迁移率在一定条件下与其荷质比（所带电荷与质量的比值）、颗粒形状（半径）及溶液的黏度相关。电场强度、溶液的pH值、溶液的离子强度、电渗作用等可以影响物质的电泳迁移率。

凝胶电泳可鉴别或分离相对分子质量不同的 DNA 或 RNA 片段。

**4. 生物大分子物质的分离和提纯技术** 蛋白质、核酸、糖类和脂类是生物大分子。制备高度纯化的生物大分子是研究大分子结构与功能的前提，整个分离提纯过程可包括以下几个环节：

（1）选择材料：一般选取成分含量较高、物美价廉的材料。制作过程要在低温条件下进行，防止生物大分子变性、失活。

（2）破碎细胞：由于生物大分子大部分存在于细胞内，故可选取匀浆器研磨，高速组织捣碎器，反复冻融，超声波破碎、自溶、酶消化、表面活性剂处理等。

（3）分离亚细胞器：由于各类生物大分子在细胞内分布是区域化的，故细胞碎后，先分离亚细胞器，这样有助于制备纯度更高的生物大分子。主要是采用不同密度梯度介质，经差速离心法制备。

（4）提取：先使生物大分子与其他物质分离，使大分子物质充分释放出来。

（5）分离纯化：提取的大分子物质，因含有很多杂质为粗制品，必须选用有机溶剂沉淀，等电点沉淀、盐析、层析、电泳、超离心、吸附、结晶等方法进一步分离纯化。

（6）浓缩、干燥及保存：经过分离纯化后得到的提取液有时很稀，体积较大，需要采用蒸馏法、冰冻法、吸收法、超滤法等除去水分而浓缩，然后低温保存。为了防止生物大分子变性失活，还需加入防腐剂或稳定剂。

**5. 化学传感器技术** 化学传感器指的是对各种化学物质敏感并将其浓度转换为电信号的传感器。如 $CO_2$ 传感器、$O_2$ 传感器、$Na^+$ 传感器、pH 值传感器、乙醇浓度传感器等。近年来，成功研制了针形化学传感器，亦称传感针，可刺入机体组织，在体内连续动态检测组织中化学物质的浓度变化。

### （二）生物化学技术和方法在实验针灸学中的应用

生物化学实验技术种类多，发展迅速，广泛应用于实验针灸学的研究中。

**1. 对针灸基本理论的研究** 如经穴研究中使用离子选择性针型化学传感器技术观察经络穴位处的离子分布，观察到 $Ca^{2+}$、$Na^+$、$K^+$、$CO_2$ 等与针刺经穴活动密切相关；经穴的结缔组织中有 $Ca^{2+}$ 富集，针刺后 $Ca^{2+}$ 有沿经脉线重新分布的趋势。

**2. 对针刺效应和针刺作用原理的研究** 目前的生物化学技术可以快速、高效地检测各种生物化学物质，为针刺效应机理的研究提供了方便、快捷的研究手段。例如，在针刺镇痛原理的研究中，从神经化学角度取得了令人瞩目的成就，如发现 5-羟色胺、去甲肾上腺素、内源性阿片肽等参与针刺镇痛。又如，从脑内兴奋性氨基酸、细胞内钙超载角度研究针刺的脑保护作用等。

### 四、生物物理学技术和方法

生物物理学（biophysics）是生物学的分支学科，它通过物理学方法研究生物各层次结构与功能的关系、生命活动的物理和物理化学过程，以及物质在生命活动过程中表现的物理特性。

## （一）生物物理学常用技术和方法

**1. 生物电阻抗测定技术** 简称阻抗技术，是一种利用生物组织与器官的电特性及其变化规律，提取与人体生理、病理状况相关的生物医学信息的检测技术。它通常是借助置于体表的电极系统向检测对象送入一微小的交流测量电流或电压，检测相应的电阻抗及其变化，然后根据不同的应用目的，获取相关的生理和病理信息。它具有无创、无害、廉价、操作简单和功能信息丰富等特点。

**2. 红外热成像技术** 是利用光学机械系统对被测目标的红外辐射进行扫描，经过光子探测器接收信号，经处理形成图像视频信号的技术。医用红外热成像技术是对患者身体表面及热区温度进行检测、记录、成像，图像可以提供解剖区域的温度对比信息，通过对解剖部位温度信息的分析可以了解对应部位或深部器官生理功能是否正常。红外热成像技术的优点是成像范围内所有点的温度能够被同时记录，且测温时不需要与被测物体接触，对人体没有干扰；缺点是对于具体部位存在定位困难。

**3. 放射性核素示踪技术** 是以放射性核素为示踪剂的示踪技术。由于放射性核素发出的射线能被核仪器测定和定量，或被核乳胶显示，可将其引入体内，追踪它们的行径和归宿。将放射性核素标记化合物示踪方法与免疫化学反应相结合，发展了放射免疫分析方法，用于测定组织中微量物质，不需将放射性核素引入体内。

**4. 功能磁共振成像（functional magnetic resonance imaging，fMRI）** 是一种神经影像学方法，其原理是采用核磁共振仪来测量生理活动的变化或异常所引起的血氧含量的变化。通常血氧含量升高说明流入某一组织或大脑功能区域的血流增加，表现出该组织或者功能区活动处于激活状态。目前 fMRI 应用于视觉皮层定位、视觉感知、中文识别的中枢定位及各种脑疾病、针灸、学习和记忆等领域的研究。

**5. 正电子发射计算机断层扫描（positron emission computed tomography，PET）** 是一种影像学技术。其大致方法是将生物体代谢中必需的某种物质（如葡萄糖、蛋白质、核酸、脂肪酸等）标记上短寿命放射性核素，注入体内。PET 这种独特的发射型成像设备可以产生精确的三维图像，反映人或动物活体内放射性核素标记物的分布及其随时间变化情况，从而达到诊断的目的。临床常用的物质氟代脱氧葡萄糖，由于人体不同组织葡萄糖的代谢状态不同，通过 PET 图像可反映出葡萄糖代谢在高代谢的恶性肿瘤组织中旺盛，从而有助于诊断疾病。该方法特别适用于在没有形态学改变之前，早期诊断疾病以及评价治疗效果，尤其在肿瘤、冠心病和脑部疾病的诊疗中突显出重要的价值。

## （二）生物物理学技术和方法在实验针灸学中的应用

生物物理学技术在经络探测、针灸机理探讨及临床诊断治疗和预防方面，均起到十分重要的作用。

**1. 针灸基本理论的研究** 在经脉线的客观检测方面，生物物理技术应用广泛，研究者采用皮肤电阻技术、声测经络技术、超声技术等方法广泛开展了对经络现象的观察研究。如沿着经络循行可探测到低电阻，穴位为低电阻点；利用红外热成像技术观察到人体体表存在循经红外辐射现象；对人体穴位与非穴位区域的温度分布特征进行分析，发现穴位热传递沿经脉线方向较强；穴位有低电阻特性。又如，通过仪器显示脏器影像及放射性核素在其中的分布，研究经穴—脏腑之间的关系。

**2. 针灸作用原理研究** 近年来采用 fMRI、PET 等技术观察针刺后的脑功能变化，促进了针灸作用原理的研究。

## 五、免疫学技术和方法

免疫学（immunology）是研究机体自我识别和对抗抗原性异物排斥反应的一门学科。免疫学是生命科学中的一门重要分支学科，也是与临床医学有关的一门重要基础学科。

### （一）免疫学常用技术和方法

**1. 免疫荧光技术（immunofluorescence technique）** 是最早发展的一种免疫标记技术，将抗原抗体特异反应与荧光标记技术结合起来。免疫荧光技术包括荧光抗体法和荧光抗原法，以荧光抗体方法较常用。荧光抗体法是用荧光素标记一抗或二抗，检测特异性抗原，可分为直接荧光法和间接荧光法，见图 2-10（见书末彩图）。直接荧光法是用荧光素标记的已知抗体检测组织或细胞中的相应抗原；间接荧光法是用一抗与标本中的抗原结合，洗涤后再用荧光素标记的二抗染色。常用的荧光素有异硫氰酸荧光素（fluorescein isothiocyanate，FITC）和藻红蛋白（phycoerythrin，PE）等，这些物质在激发光作用下可直接发出荧光，前者发黄绿色荧光，后者发红色荧光。该技术具有特异性强、敏感性高、速度快的优点，但也存在着技术程序较为复杂、非特异性染色、结果判定客观性不足等缺点。

**2. 放射免疫分析方法（radioimmunoassay，RIA）** 是以放射性同位素为标记物的免疫标记分析法，简称放免法。该法利用放射性核素标记的高灵敏性和抗原抗体结合的高特异性，使数量恒定的标记抗原和非标记的待测抗原同时与数量有限的特异性抗体之间发生反应，造成竞争性结合。待测抗原和标记抗原的总量大于抗体时，标记抗原抗体复合物的形成与待测抗原量呈反比，非结合状态的标记抗原随着待测抗原数量的增加而增加，因此检测标记抗原–抗体复合物或标记抗原的信号就可推算出待测抗原的数量（图 2-11）。该方法具有重复性好、准确性高等优点，敏感性可达到 pg/mL。常用的放射性核素有 $^{131}$I 和 $^{125}$I。

标记抗原 抗体 未标记抗原

Ag* + Ab + Ag

标记的抗原–抗体复合物 未标记抗原–抗体复合物

Ag*–Ab Ag–Ab

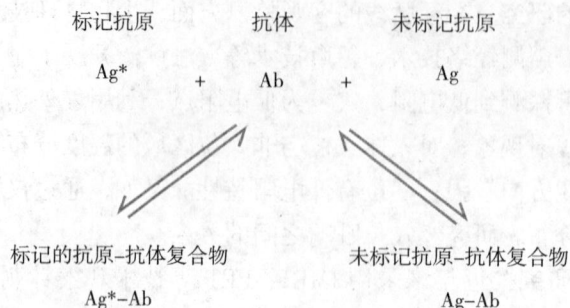

图 2-11 放射免疫分析法反应原理示意图

**3. 酶联免疫吸附测定法（enzyme-linked immunosorbent assay，ELISA）** 是将抗原与抗体的特异反应和酶的催化反应相结合形成的一种酶标免疫技术。技术简单，特异性强，因此应用广泛。基本原理包括：将抗原或抗体结合到某种固相载体表面，并保持其免疫活性；抗原或抗体再与某种酶连接形成酶标抗原或抗体，这种酶标抗原或抗体能同时保持免疫活性和酶活性；酶标抗原或抗体与待测抗体或抗原结合后，通过酶与底物产生颜色反应，从而对受检物质进行定性或定量分析。具体在测定时，把受检标本（待测抗体或抗原）和酶标抗原或抗体按不同的步骤与固相载体表面的抗原或抗体反应。用洗涤的方法使固相载体上形成的抗原抗体复合物与其他物质分开，最后结合在固相载体上的酶量与标本中受检物质的量成一定的比例。加入酶反应的底物后，底物被酶催化成为有色产物，产物的量与标本中受检物质的量直接相关，故可根据呈色的深浅进行定性或定量分析。此种呈色反应可通过酶标仪进行定量测定。由于酶的催化效率很高，间接地放大了免疫反应的结果，使测定方法达到很高的敏感度。在这种测定方法中有三个必要的试剂：固相的抗原或抗体，即免疫吸附剂；酶标记的抗原或抗体，称为酶联物或结合物；酶反应的底物。常用 ELISA 检测方法有直接法（见书末彩图 2-12）、双抗体夹心法、间接法（见书末彩图 2-13）和竞争法等。双抗体夹心法是用已知抗体包被到固相载体上，加入待检标本，洗涤除去未结合成分，然后加入酶标记的特异性抗体，再加入底物后显色。间接法是用已知抗原包被到固相载体上，加入含有待检抗体的标本，然后加入酶标记的二抗，再加底物显色。

**4. 流式细胞术（flow cytometry，FCM）** 是一种应用流式细胞仪对单个细胞生物化学和生物物理特性进行快速定量的细胞分类和定量研究技术。工作原理是先分离被检细胞制成悬液，并做荧光染色或标记。然后将染色的细胞悬液送入分散这些细胞的流式细胞仪，细胞排成单一纵列通过聚焦的激光束，被检细胞产生的不同荧光信号转变为电脉冲，进而获得该细胞群体不同类型细胞的有关数据。流式细胞仪每秒钟可以分析 1000 个细胞，可以用于测量细胞的多种参数，如细胞 DNA 含量、细胞体积、蛋白质含量、酶活性、细胞膜受体和表面抗原等。该方法具有速度快、精确性和灵敏度高的特点。

## （二）免疫学技术和方法在实验针灸学中的应用

针灸的调节作用与神经—内分泌—免疫网络关系十分密切。20 世纪 20 年代，中国学者便开始研究针灸对免疫系统功能活动调节的作用。日本学者在 1927 年观察了家兔施灸对血清免疫学的影响，并用溶血法观察到针灸刺激能增加补体的量；在 1929 年发现针刺家兔可使凝集素的含量明显增高。我国自 20 世纪 50 年代起就针灸对免疫系统的功能调节作用进行了大量研究工作。近几十年来，针灸调整机体免疫功能已被大量的临床和动物实验证实。针灸升高白细胞及其机理的研究、针灸提高肿瘤患者机体免疫功能等研究，都取得了一定的成果。

## 六、分子生物学和细胞生物学技术和方法

分子生物学（molecular biology）是从分子水平上研究生物体生命活动及其规律的一门学科。如 DNA 的结构、复制、转录，RNA 的翻译、基因的表达调控和表达产物的生理功能以及细胞信号转导等。分子生物学是当今发展迅速的一门学科，被认为是医药学研究中新兴的带头学科，处于生命科学前沿。细胞生物学（cellular biology）是从细胞、亚细胞和分子水平研究细胞生命活动的科学，也是现代生命科学的前沿领域之一。

### （一）分子生物学常用技术和方法

**1. DNA 和 RNA 定量法**

（1）DNA 定量法：主要采用紫外分光光度法及电泳比较法。核酸分子（DNA 或 RNA）由于含有嘌呤环和嘧啶环的共轭双键，在 260nm 波长处有特异的紫外吸收峰。因此，可以用 260nm 波长进行分光测定 DNA 浓度。DNA 在 260nm 波长处有最大的吸收峰，OD 值为 1，相当于大约 50μg/mL 双链 DNA。蛋白质在 280nm 处有最大的吸收峰，盐和小分子则集中在 230nm 处。

（2）RNA 定量法：与 DNA 定量分析法相似。RNA 在 260nm 波长处有最大的吸收峰，因此，可以用 260nm 波长进行分光测定 RNA 浓度，OD 值为 1，相当于大约 40μg/mL 单链 RNA。

**2. 印迹技术**　包括 DNA 印迹、RNA 印迹和蛋白质印迹三类。基本流程如图 2-14 所示。

（1）DNA 印迹：即 Southern blot，是常用的 DNA 分析方法。该方法用限制性内切酶消化 DNA 后，进行琼脂糖凝胶电泳把大小不等的 DNA 分开，再将待测的 DNA 样品转移到硝酸纤维素膜上。转移完成后，在 80℃真空条件下加热或在紫外交联仪内处理，使 DNA 固定于硝酸纤维素膜上，即可用于杂交反应。本方法主要用于基因组 DNA 的定性和定量分析。

（2）RNA 印迹：即 Northern blot，是分析 mRNA 的经典方法。RNA 分子较小，在转移前不需要进行限制性内切酶切割。该方法主要用于检测组织或细胞中已知特异性 mRNA 表达。该方法检测 mRNA 特异性强，假阳性率低，但是敏感性较多聚酶链式反

应（PCR）法低。

（3）蛋白质印迹：即 Western Blot。这种蛋白质检测技术主要包括以下三个阶段。①电泳分离不同的蛋白质：最常用十二烷基磺酸钠（SDS）将蛋白质变性，在含 SDS 的聚丙烯酰胺凝胶（SDS-PAGE）中电泳将蛋白质按照分子量分离。②电转移：将在凝胶中已经分离的蛋白条带转印到固相的硝酸纤维素膜（NC）及聚偏二氟乙烯膜（PVDF膜）上。前两个阶段分离的蛋白质条带肉眼不可见。③酶免疫定位：将印有蛋白质条带的固相膜（如硝酸纤维素膜，相当于包被了抗原的固相载体）依次与特异性抗体和酶标第二抗体作用后，加入能形成不溶性显色物的酶反应底物，使区带染色。免疫印迹法具有分析容量大、敏感度高、特异性强等优点，是检测蛋白质特性、表达与分布的一种最常用的方法。本技术鉴别蛋白质的敏感性为 1～5ng。

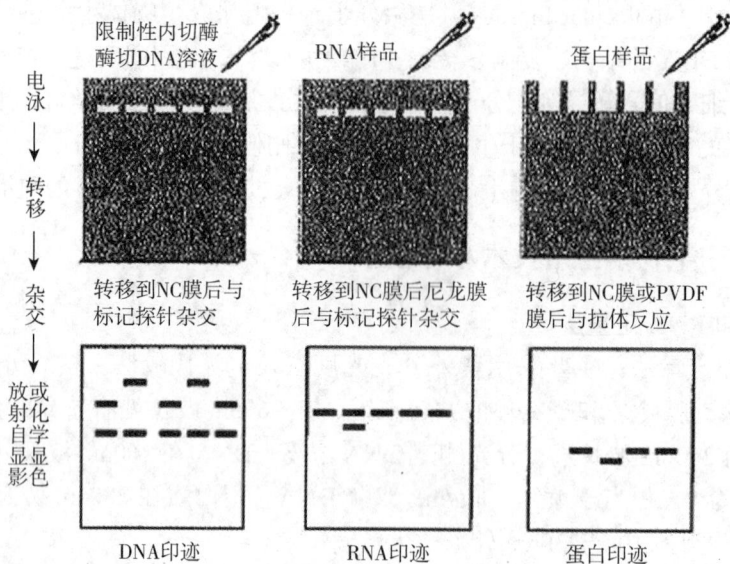

**图 2-14　DNA 印迹、RNA 印迹和蛋白质印迹技术流程示意图**

**3. 多聚酶链式反应（polymerase chain reaction，PCR）** 是一种体外大量扩增特异 DNA 片段的技术。需要在模板 DNA、引物（人工合成）、$Mg^{2+}$ 和 4 种脱氧核糖核苷三磷酸（deoxy-ribonucleoside triphosphate，dNTP）等存在的条件下，利用 DNA 聚合酶（Taq酶）催化作用，经过 DNA 变性、引物与模板结合（复性）和延伸的循环过程加以实现。该方法具有极高的灵敏度和特异性，广泛应用于生物和医学的研究中，如基因图谱的建立、亲子鉴定、诊断遗传疾病、克隆基因、目标 DNA 的定量分析等。

DNA 聚合酶只能从 3' 端延伸 DNA 链，因此 DNA 复制需要引物。所谓引物，是指一小段单链 DNA，它能与 DNA 母链的一段碱基序列互补配对。用于 PCR 反应的引物，是人工合成的两段寡核苷酸序列，其中一引物与目的基因上游一条 DNA 模板链的序列互补，而另一引物与目的基因下游另一条 DNA 模板链的序列相互补。引物长度一般为 20 ～ 30 个核苷酸。PCR 反应主要包括 DNA 变性、复性、延伸等过程。

①变性阶段：模板 DNA 在 95℃左右高温下变性，双螺旋的氢键断裂，双链解离，形成单链 DNA，以便它与引物结合。

②复性阶段：为引物与模板的结合。温度降至 55℃左右，引物与模板 DNA 单链的互补序列配对结合。变性的单链可以重新结合起来形成双链，其原有的特性和活性可以恢复，这称 DNA 复性，也叫退火。

③延伸阶段：将反应体系温度升到中温 72℃左右，在 $Mg^{2+}$ 存在的条件下，Taq 聚合酶催化 dNTP（包括 dATP、dGTP、dTTP、dCTP）按照碱基互补原则，连接在 DNA 引物 3' 端（5' 端向 3' 端方向延伸），使引物延伸，形成两条与模板互补的新链。以上为一次 PCR 循环（变性、复性和延伸），新合成的链可以作为下一轮循环的模板。一次循环需 2 ～ 4 分钟，2 ～ 3 小时后就可得到扩增几百万倍的目的基因，见图 2-15（见书末彩插）。常规 PCR 技术可以借助电泳对扩增反应的终产物进行定性及半定量分析。

实时定量 PCR 技术（real time quantitative polymerase chain reaction，Real Time PCR）是在经典 PCR 技术基础上发展而来，具有灵敏度高、精确度高和安全省时的优点。该技术通过在 PCR 反应体系中加入荧光基团，利用特定仪器检测荧光信号的变化，实时检测 PCR 扩增反应中每一个循环扩增产物量的变化，通过 Ct 值（cycle threshold）和标准曲线，最终对与扩增产物量呈正相关的初始模板量进行精确定量分析。Ct 值是指 PCR 反应每一荧光信号（扩增产物）达到设定的扩增阈值时所经过的扩增循环次数。

**4. 基因敲除技术**　是以转基因技术、基因同源重组技术和胚胎干细胞技术为基础，经同源重组将灭活的外源基因转入细胞目标基因组中同源序列，把具有功能的同源序列置换出来，造成特定的基因失活或缺失的技术。基因同源重组技术是采用基因打靶技术，使外源 DNA 片段与宿主基因片段同源性互补结合，结合区的 DNA 片段与宿主的相应片段发生交换，产生基因同源重组的方法。胚胎干细胞是从着床前囊胚期内细胞团或原始生殖细胞分离出来的细胞，具有向各种组织细胞分化的多分化能力的潜能细胞，能在体外培养并保留有所有体细胞发育的全能性。采用基因同源重组技术将灭活的外源基因定点整合入小鼠胚胎干细胞以取代目的基因，达到目标基因的改造，再把筛选出的靶向灭活细胞微注射进小鼠囊胚，就可得到嵌合型小鼠，嵌合型小鼠经传代培育可得到纯合基因敲除小鼠。基因敲除动物克服了基因随机整合的盲目性和偶然性，达到了基因的精确修饰、改造，是生命科学、基因组学、疾病治疗和新药研究领域的最理想、最有效的工具。各种基因敲除小鼠动物模型的建立使许多基因的功能得到阐明，已经广泛应用于生命科学的各个领域当中。

**5. 微阵列技术（microarray technology）**　是指将数量巨大的寡核苷酸探针、cDNA、组织等样品密集排布在硅片、玻璃片、尼龙膜等固相载体上，再用荧光或其他标记的 mRNA、cDNA 或基因组 DNA 进行杂交，采用荧光或电子扫描，借助计算机系统对相应信号做出比较和分析。微阵列技术经过一次检测就可提供大量的基因序列或蛋白质相关信息，具有快速、精确的特点，已在细胞信号转导、细胞周期调控、细胞结构、细胞凋亡、新基因的发现、基因组功能的研究、疾病的预测和诊断、药物靶标的确定和药物毒性预测等多方面发挥着重要的作用。目前常用的微阵列技术主要有 DNA 微阵列技术、蛋白质微阵列技术和组织微阵列技术。

（1）DNA 微阵列技术：又称为 DNA 芯片或基因芯片，是指在一块数平方厘米面积的特殊玻璃片上涂有 DNA 微阵列，即安装有数千或数万个核酸探针，经过与待测样品的杂交，检测列阵对应点杂交信号的强度，可以一次检测数千个基因表达的变化。

（2）蛋白质微阵列技术：是将各种蛋白质有序地固定于滴定板、尼龙膜和载玻片等各种固相载体上制作成检测用的芯片，用标记了特定荧光素的蛋白质或其他成分与芯片作用。然后经漂洗去除未与芯片上的蛋白质互补结合的成分，再利用荧光扫描仪或激光共聚焦扫描技术，测定芯片上各点的荧光强度；通过信号强度，分析蛋白质分子之间相互作用的关系，检测多种蛋白质及其功能。如抗体芯片可安装数百种单克隆抗体，一次可检测几百种蛋白质的表达变化。

（3）组织微阵列技术：是指载玻片上排列数十个至上千个微小的组织切片，形成微缩的组织切片阵列；荧光原位分子杂交、mRNA 原位杂交、免疫组化三种方法可同时在一个芯片蜡块的连续组织切片中进行。这是一种节时、省力、少材、高效的组织切片分析方法。

### （二）细胞生物学常用技术和方法

**1. 细胞凋亡研究技术**　细胞凋亡（apoptosis）又称细胞程序性死亡，指细胞在一定的生理或病理条件下，遵循自身的程序，自己结束其生命的过程。它是一个主动的、高度有序的、基因控制的一系列酶参与的过程。以下简要介绍几种常用的细胞凋亡研究方法。

（1）细胞凋亡的形态学检测：可通过光学显微镜、荧光显微镜、共聚焦激光扫描显微镜或透射电镜观察来鉴定凋亡细胞。

（2）DNA 片段化检测：细胞凋亡时主要的生化特征是染色质发生浓缩。早期染色质断裂为 50～300kb 长的 DNA 大片段。采用脉冲电泳技术可以将 DNA 按其分子量大小分开。晚期染色质 DNA 在核小体单位之间的连接处断裂，形成 50～300kb 长的 DNA 大片段，或 180～200bp 整倍数的寡核苷酸片段，在凝胶电泳上表现为梯形电泳图谱。

（3）TUNEL 法：在细胞凋亡晚期，细胞核内染色体 DNA 发生双链断裂或单链断裂而产生大量的黏性 3'-OH 末端。通过 DNA 末端转移酶，将带标记的 dNTP（多为 dUTP）直接或间接连接到 DNA 片段的 3'-OH 端，再通过酶联显色或荧光检测，定量检测凋亡细胞。这种方法称为脱氧核糖核苷酸末端转移酶介导的缺口末端标记法（terminal deoxynucleotidyl transferase-mediated nick end labeling，TUNEL）。

**2. 细胞培养技术**　主要指人或动物细胞的体外培养，分为原代培养和传代培养。原代培养是指直接分离细胞进行体外培养，中途不分割培养物的培养过程。原代培养的细胞一般传至 10 代左右就开始出现细胞生长停滞，大部分细胞衰老死亡。传代培养是指当原代培养的细胞增殖达到一定密度后，将培养的细胞分散，从一个容器向其他容器按比率转移继续进行培养。细胞培养技术可同时提供大量生物性状相同的细胞作为研究对象，并在有控制的环境条件下进行实验，排除了体内实验时的多种复杂因素，也可作为体内实验的补充，因此成为细胞生物学研究的重要手段。

### (三) 分子生物学与细胞生物学技术和方法在实验针灸学中的应用

分子生物学与细胞生物学作为生命科学的前沿正在融入到实验针灸学研究中，并对针灸基本理论和针灸作用原理揭示产生重大影响。

**1. 针刺对基因表达调控的影响** 如针刺对即刻早期基因家族的影响；针刺对神经肽、神经递质、激素及其相关受体的影响等；针刺镇痛机理研究现已深入到受体、基因水平。有关动物实验研究主要涉及疼痛、老年痴呆、神经再生与修复、免疫系统及内分泌系统等一些疑难及重大疾病，并且研究方向已触及细胞增殖与凋亡、信号转导、神经再生及发育等热门领域。

**2. 生物芯片技术的应用** 应用各种生物芯片技术，可以研究针灸治疗前后基因组水平表达的改变，寻找差异表达的基因，阐明针灸作用机制；还可选择适当的基因，利用其跨系统调节的特点，研究经络与脏腑相关、十二经循行与疾病相关和腧穴特异性等问题。应用基因芯片技术也有利于针灸治疗方案的筛选，以及疾病疗效的评测。

**3. 细胞培养技术的应用** 细胞培养技术和针灸血清的应用使实验针灸学的研究范围扩展到细胞生物学相关的领域，研究者们采用针灸血清对针灸的免疫功能调节、针灸对相关部位细胞凋亡的影响等进行了广泛的研究。

---

**@ 相关知识链接—针灸血清**

20世纪80年代中期日本学者认识到药物本身的作用同药物经消化、吸收、代谢后的作用并不完全一致，提出了"血清药理学"的概念，并用药物吸收后的血清滤液进行各种药理学实验。我国中医药学者引入这一概念和方法，开展了"中药血清学"研究。"中药血清"的离体实验明显有助于观察中药粗制剂产生的真正效应。受其启发，针灸学者为克服在体实验的局限性而进行长期摸索，提出了"针灸血清"概念。所谓"针灸血清"，是指从刺灸处理后的人或动物体上采集到的血清，将其作为效应物质加入到另一个反应系统中，同在体或离体培养的器官、组织、细胞或分子等靶标接触，通过它们的功能或形态学的改变，直接地观察针灸处理后产生的效应。其研究方法根据实验对象的区别，可归纳为在体实验与离体实验；根据针灸刺激方法的不同，又可分为针刺血清、电针血清、艾灸血清和天灸血清等。针灸血清的应用排除了在体实验多因素影响的局限性，是近年来针灸研究中提出的一种新的研究思路和方法学的改进，为针灸研究开辟了一条新的道路。这比仅以症状体征的变化来评估针灸治疗的作用，无论在观念或方法上都是一种重要的进步。

# 第五节　常用实验动物针灸穴位

## 一、小鼠的常用针灸穴位（表 2-1，图 2-16）

表 2-1　小鼠的常用针灸穴位

| 编号 | 穴名 | 定位 | 局部解剖 | 刺灸法 |
|---|---|---|---|---|
| 1 | 水沟 | 鼻尖下正中处 | 皮下为提鼻唇肌及口轮匝肌，有三叉神经的鼻外神经及面神经、颊肌神经，上唇动、静脉及颌外动、静脉 | 直刺或向上斜刺 1mm |
| 2 | 承浆 | 下唇毛际下 0.1cm | 皮下为口轮匝肌，有下唇动、静脉和下颌神经分布 | 向后斜刺 1mm |
| 3 | 内关 | 前肢内侧，距腕关约 0.2cm 处的桡、尺骨缝间 | 在指深屈肌之间，有正中神经和正中动、静脉分布 | 直刺 1～2mm |
| 4 | 合谷 | 前肢第 1、2 掌骨之间 | 皮下有腕桡侧伸肌的肌腱，深部有拇短屈肌，有桡神经分支及正中动、静脉的分支分布 | 直刺 1mm，可灸 |
| 5 | 手三里 | 桡骨前缘，前臂上 1/4 处 | 在腕桡侧伸肌与指总伸肌之间，有桡动、静脉返支和桡神经分布 | 直刺 2mm，可灸 |
| 6 | 膻中 | 腹正中线上，平第 4 肋间 | 在胸骨正中线上，有肋间动、静脉及第 4 肋间神经前支分布 | 直刺 1～2mm，可灸 |
| 7 | 中脘 | 脐前方，脐与剑突尖端连线的中点处 | 在腹中线上，皮下有腹壁动、静脉和第 10 胸椎节段脊神经分布 | 斜刺 1～2mm |
| 8 | 神阙 | 脐正中 | 在腹中线上，皮下有腹壁浅动、静脉分支和腹壁下动、静脉及第 12 胸椎到第 2 腰椎节段的脊神经发出的腹壁神经分布 | 艾灸，禁针 |
| 9 | 足三里 | 膝关节后外侧，腓骨小头下约 0.2cm 处 | 在胫、腓骨间隙，皮下有腓骨肌、腓神经及胫前动、静脉分布 | 直刺 3mm，可灸 |
| 10 | 关元 | 脐下约 1cm 处 | 在腹中线上，皮下有腹壁浅动脉 | 斜刺 1.5mm |
| 11 | 长强 | 尾根与肛门之间的凹陷中 | 皮下有肛外括约肌及髂坐耻尾肌，有阴部神经及阴部动、静脉分布 | 向前上方斜刺 3mm |
| 12 | 环跳 | 后肢髋关节后上缘 | 皮下有臀浅肌、股二头肌和臀中肌，有髂外动、静脉分支和臀后神经及坐骨神经分布 | 直刺 0.5cm，可灸 |
| 13 | 肾俞 | 在第 2 腰椎下两旁，背正中线旁开 0.3cm | 皮下有多裂肌、腰最长肌，有腰髂动脉的腰支、腰静脉、第 2 腰椎节段侧脊神经分布。 | 向内下方斜刺 4mm |

续表

| 编号 | 穴名 | 定位 | 局部解剖 | 刺灸法 |
|---|---|---|---|---|
| 14 | 命门 | 背正中线上，第2腰椎棘突下凹陷处 | 皮下有棘上韧带、棘间韧带和弓间韧带，有第2腰神经后支的内侧支和伴行的动、静脉及棘间的椎外（后）静脉丛，第1腰神经后支的分支和第1腰动、静脉背侧支的分支或属支 | 直刺3mm，可灸 |
| 15 | 胃俞 | 第12胸椎后两旁的肋间中 | 皮下为肋间肌，有肋间背侧动、静脉和肋间神经分布 | 向内下方斜刺4mm |
| 16 | 大椎 | 第7颈椎与第1胸椎间，背部正中 | 刺入棘间肌及棘间韧带，有第8颈神经及第1胸神经后支分布，有锁骨下动脉分支、颈横动脉分支供应血液。 | 直刺3mm，可灸 |
| 17 | 耳尖 | 耳尖后缘 | 皮下为耳郭软骨，有耳前动、静脉，耳后动、静脉吻合支及耳后神经分布 | 沿耳郭向下平刺1mm |
| 18 | 三阴交 | 后肢内踝尖直上约0.5cm处 | 皮下有趾深屈肌，有胫后动、静脉和胫神经分布 | 直刺1.5mm，可灸 |
| 19 | 涌泉 | 后足掌心前正中 | 皮下有蚓状肌，有跖骨底动、静脉及足底内侧神经分布 | 直刺1mm |

注：参照团体标准：实验动物常用穴位名称与定位第三部分小鼠 T/CAAM 0003-2020

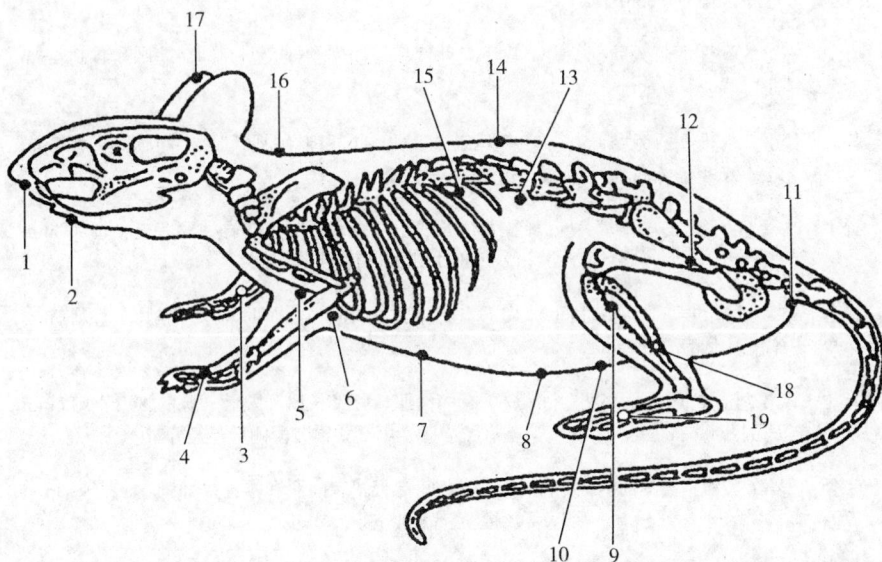

图2-16　小鼠常用针灸穴位

注：1. 水沟　2. 承浆　3. 内关　4. 合谷　5. 手三里　6. 膻中　7. 中脘　8. 神阙　9. 足三里　10. 关元　11. 长强　12. 环跳　13. 肾俞　14. 命门　15. 胃俞　16. 大椎　17. 耳尖　18. 三阴交　19. 涌泉
○在内侧面（被遮盖）●在外侧面

## 二、大鼠的常用针灸穴位（表 2-2，图 2-17）

**表 2-2　大鼠的常用针灸穴位**

| 编号 | 穴名 | 定位 | 局部解剖 | 刺灸法 |
|---|---|---|---|---|
| 1 | 水沟 | 鼻尖下 0.1cm 正中处 | 皮下为提鼻唇肌及口轮匝肌，有三叉神经的鼻外神经及面神经、颊肌神经，上唇动、静脉及颌外动、静脉分布 | 直刺或向上刺 1mm |
| 2 | 百会 | 顶骨正中 | 皮下有第 3 与第 4 颈脊神经分布，枕小神经及颈外动、静脉分支分布 | 向前或后斜刺 2mm，可灸 |
| 3 | 风府 | 枕骨顶崤后枕寰关节背凹陷处 | 皮下是夹肌和头背侧大直肌起点，有耳后动、静脉及枕小神经分布 | 毫针或三棱针向后下方斜刺 1mm |
| 4 | 耳尖 | 耳尖后缘 | 皮下为耳郭软骨、有耳前动、静脉，耳后动、静脉吻合支及耳后神经分布 | 沿耳郭横刺 2mm |
| 5 | 大椎 | 第 7 颈椎与第 1 胸椎间，背部正中 | 刺入棘间肌及棘间韧带，有第 8 颈神经及第 1 胸神经后支分布，有锁骨下动脉分支、颈横动脉分支供应血液 | 直刺 5mm，可灸 |
| 6 | 肺俞 | 第 3 胸椎下两旁肋间，背正中线旁开 0.6cm | 皮下有肋间肌、肋间神经及肋间动、静脉分布 | 直刺 6mm，可灸 |
| 7 | 心俞 | 第 5 胸椎下两旁肋间，背正中线旁开 0.6cm | 皮下有肋间肌、肋间神经及肋间动、静脉分布 | 直刺 6mm，可灸 |
| 8 | 膈俞 | 第 7 胸椎下两旁肋间，背正中线旁开 0.6cm | 皮下有肋间肌、肋间神经及肋间动、静脉分布 | 直刺 6mm，可灸 |
| 9 | 脊中 | 第 11 与第 12 胸椎棘突间 | 在背最长肌、多裂肌之间，有脊神经后支及肋间动、静脉背支分布 | 直刺 4mm |
| 10 | 脾俞 | 第 12 胸椎下两旁肋间，背正中线旁开 0.6cm | 皮下有肋间肌、肋间神经及肋间动、静脉分布 | 直刺 6mm，可灸 |
| 11 | 肾俞 | 第 2 腰椎下两旁，背正中线旁开 0.6cm | 皮下有多裂肌、腰最长肌和腰髂动脉的腰支、腰静脉、第 2 腰椎节段侧脊神经分布 | 直刺 6mm |
| 12 | 后会 | 第 6 腰椎横突的前内侧 | 皮下有棘间韧带、棘间肌和腰荐神经背支及腰动、静脉分支 | 直刺 3mm |
| 13 | 环跳 | 后肢髋关节后上缘 | 皮下有臀浅肌、股二头肌及臀中肌，有髂外动、静脉分支和臀后神经及坐骨神经分布 | 直刺 7mm，可灸 |
| 14 | 长强 | 尾根与肛门之间的凹陷处 | 皮下有肛外括约肌及髂坐耻尾肌，有阴部神经及阴部动、静脉分布 | 直刺 6mm |

续表

| 编号 | 穴名 | 定位 | 局部解剖 | 刺灸法 |
|---|---|---|---|---|
| 15 | 阳陵泉 | 小腿外侧，在腓骨头前下方凹陷处，距足三里上外侧约 0.3cm | 在腓骨头前下方凹陷处，皮下有股二头肌、膝下外侧动、静脉和腓浅及腓深神经分布 | 直刺 6mm |
| 16 | 足三里 | 膝关节后外侧，在腓骨小头下约 0.3cm 处 | 在胫、腓骨间隙中，皮下有腓骨肌、腓神经及胫前动、静脉分布 | 直刺 7mm，可灸 |
| 17 | 照海 | 后肢内踝下 0.1cm | 皮下有跖方肌和胫后动、静脉及隐神经分布 | 直刺 1.5mm，可灸 |
| 18 | 三阴交 | 后肢内踝尖直上 1cm | 皮下有趾深屈肌、胫神经及胫后动、静脉分布 | 直刺 5mm，可灸 |
| 19 | 昆仑 | 后肢外踝与跟腱之间的凹陷中 | 在趾浅屈肌与腓肠肌外侧头及比目鱼肌肌腱之间，有隐动脉及大隐静脉的分支及腓浅神经分布 | 直刺 3mm |
| 20 | 申脉 | 后肢外踝正下方凹陷中 | 皮下有跖方肌，神经与血管的分布与昆仑穴相同 | 直刺 0.5mm，可灸 |
| 21 | 太冲 | 后肢足背第 1 与第 2 跖骨间凹陷处 | 皮下有趾短伸肌、胫前动、静脉的足背分支及腓深神经分布 | 直刺 1mm，可灸 |
| 22 | 八风 | 后肢第 1~5 跖趾关节后缘，左右侧各 4 穴 | 皮下有趾短伸肌腱，有趾背动、静脉及跖骨背动脉、趾总神经分布 | 向后方斜刺 2mm |
| 23 | 涌泉 | 后足掌心前正中 | 有蚓状肌，跖骨底动、静脉及足底内侧神经分布 | 直刺 2mm，可灸 |
| 24 | 关元 | 脐下约 2.5cm 处 | 在腹中线上，皮下有腹壁浅动脉 | 直刺 2mm，可灸 |
| 25 | 膝前 | 后肢膝关节前方 | 在髌骨前，皮下有膝上动、静脉的分支及股前皮神经分布 | 直刺 2mm |
| 26 | 尾尖 | 尾部尖端 | 在末节尾骨尖端，皮下有尾中动、静脉的末梢及尾下神经干发出的尾神经分布 | 横刺 4mm |
| 27 | 神阙 | 脐中央 | 在腹中线上，皮下有腹壁浅动、静脉分支和腹壁下动、静脉及第 12 胸椎到第 2 腰椎节段脊神经发出的腹壁神经分布 | 可灸 |
| 28 | 中脘 | 脐上约 2cm | 在腹中线上，皮下有腹壁动、静脉及第 10 胸椎节段脊神经分布 | 直刺 2mm，可灸 |
| 29 | 手三里 | 在曲池穴下 1cm 左右肌肉形成的皱褶处 | 在腕桡侧伸肌与指总伸肌之间，有桡动、静脉返支和桡神经分布 | 直刺 5mm |
| 30 | 外关 | 前肢外侧，距腕关节 0.3cm 左右的尺、桡骨间 | 在指总伸肌与指侧伸肌之间，皮下有皮神经背支，深部有桡神经、正中神经的分支及桡动、静脉分支及分布 | 直刺 1mm，可灸 |
| 31 | 合谷 | 前肢第 1 与第 2 掌骨之间 | 皮下有腕桡侧伸肌的肌腱，深部有拇短屈肌、桡神经分支及正中动、静脉的分支分布 | 直刺 1mm，可灸 |

续表

| 编号 | 穴名 | 定位 | 局部解剖 | 刺灸法 |
|---|---|---|---|---|
| 32 | 曲池 | 桡骨近端的关节外侧前方的凹陷中 | 在腕桡侧伸肌与指总伸肌之间，有桡神经及正中动、静脉分布 | 直刺 4mm，可灸 |
| 33 | 肘节 | 肘突与臂骨外上髁间的凹陷中 | 在肱三头肌的肘头，有尺神经及肱动、静脉的分支分布 | 直刺 4mm |
| 34 | 膻中 | 腹正中线上，平第 4 肋间 | 在胸骨正中线上，有肋间动、静脉及第 4 肋间神经前支分布 | 直刺 1.5mm，可灸 |
| 35 | 承浆 | 下唇毛际下 0.1cm | 皮下有口轮匝肌和下唇动、静脉及下颌神经分布 | 向后下斜刺 1mm |
| 36 | 内关 | 前肢内侧，距腕关节约 0.3cm 的桡尺骨缝间 | 在趾深屈肌之间，有正中神经和正中动、静脉分布 | 直刺 1mm |

注：参照团体标准：实验动物常用穴位名称与定位第二部分大鼠 T/CAAM 0002–2020

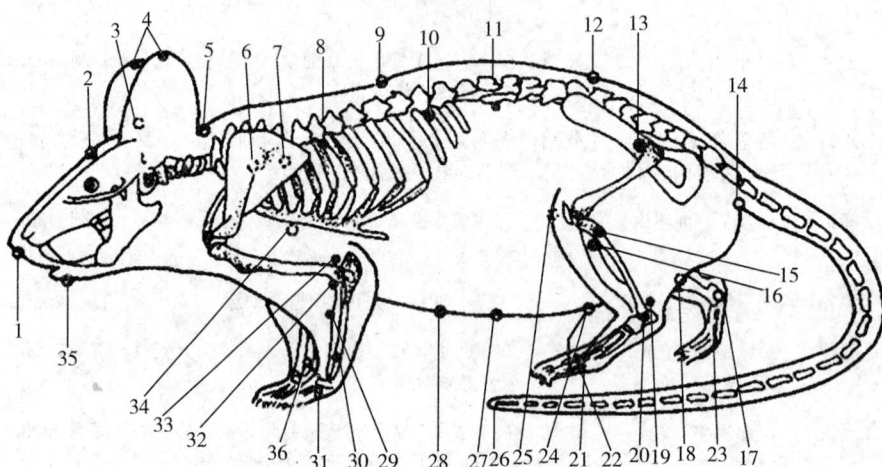

**图 2-17 大鼠常用针灸穴位**

注：1. 水沟 2. 百会 3. 风府 4. 耳尖 5. 大椎 6. 肺俞 7. 心俞 8. 膈俞 9. 脊中 10. 脾俞 11. 肾俞 12. 后会 13. 环跳 14. 长强 15. 阳陵泉 16. 足三里 17. 照海 18. 三阴交 19. 昆仑 20. 申脉 21. 太冲 22. 八风 23. 涌泉 24. 关元 25. 膝前 26. 尾尖 27. 神阙 28. 中脘 29. 手三里 30. 外关 31. 合谷 32. 曲池 33. 肘节 34. 膻中 35. 承浆 36. 内关

○在内侧面 ●在外侧面 ⊖在背腹中线 ⊙被遮盖

### 三、豚鼠的常用针灸穴位（表2-3，图2-18）

表2-3　豚鼠的常用针灸穴位

| 编号 | 穴名 | 定位 | 刺灸法 |
|---|---|---|---|
| 1 | 水沟 | 上唇、鼻唇沟中点处 | 向上斜刺 3 ~ 4mm |
| 2 | 迎香 | 鼻孔两侧的后上端，左右侧 | 向下斜刺 2 ~ 3 mm |
| 3 | 神庭 | 前正中线上，在额顶骨缝交界线前方处 | 向上横刺 2mm |
| 4 | 太阳 | 外眼角后方颞窝，左右侧 | 向后斜刺 2 ~ 3mm |
| 5 | 百会 | 顶骨正中 | 向前斜刺 2mm |
| 6 | 天门 | 头顶部枕骨后缘正中 | 直刺 10mm |
| 7 | 耳尖 | 耳尖后缘，左右侧 | 直刺 2 ~ 3mm |
| 8 | 大椎 | 第 7 颈椎与第 1 胸椎间，背部正中 | 直刺 15mm |
| 9 | 身柱 | 第 3、4 胸椎棘突间 | 直刺 15mm |
| 10 | 肺俞 | 第 3 胸椎下旁开 7mm 肋间，左右侧 | 直刺 10mm |
| 11 | 心俞 | 第 5 胸椎下旁开 7mm 肋间，左右侧 | 直刺 8mm |
| 12 | 膈俞 | 第 7 胸椎下旁开 7mm 肋间，左右侧 | 直刺 8 ~ 9mm |
| 13 | 肝俞 | 第 9 胸椎下旁开 7mm 肋间，左右侧 | 直刺 8mm |
| 14 | 脊中 | 第 11、12 胸椎棘突间 | 直刺 5mm |
| 15 | 脾俞 | 第 11 胸椎下旁开 7mm 肋间，左右侧 | 直刺 8mm |
| 16 | 肾俞 | 第 2 腰椎下旁开 7mm 肋间，左右侧 | 直刺 10 ~ 11mm |
| 17 | 大肠俞 | 第 4 腰椎下旁开 7mm，左右侧 | 直刺 10mm |
| 18 | 带脉 | 在 12 肋缘前下方与脐相平，背腹正中线处 | 直刺 4mm |
| 19 | 小肠俞 | 第 6 腰椎下旁开 7mm，左右侧 | 直刺 10mm |
| 20 | 后会 | 第 6 腰椎与第 1 荐椎棘突之间旁开 7mm | 直刺 5mm |
| 21 | 环跳 | 后肢髋关节后上缘，左右侧 | 直刺 10mm |
| 22 | 尾根 | 背中线上第 4 腰椎棘突与第 1 尾椎棘突间 | 直刺 8 ~ 9mm |
| 23 | 后海 | 尾根与肛门间的凹陷处 | 斜向上刺 10mm |
| 24 | 膝前 | 后肢膝盖前方，左右侧 | 直刺 1mm |

续表

| 编号 | 穴名 | 定位 | 刺灸法 |
|---|---|---|---|
| 25 | 阳陵泉 | 距后三里上外侧 4mm，左右侧 | 直刺 5mm |
| 26 | 后三里 | 膝关节后外侧，在腓骨小头下约 3mm 处取穴，左右侧 | 直刺 9mm |
| 27 | 跟端 | 后肢外踝与跟腱之间的凹陷中，左右侧 | 直刺 4mm |
| 28 | 悬钟 | 外踝高点上 9mm，左右侧 | 直刺 3mm |
| 29 | 太冲 | 后肢足背第 1、2 跖骨之间凹陷处，左右侧 | 直刺 3 ~ 4mm |
| 30 | 涌泉 | 后肢掌心前正中处，左右侧 | 直刺 3mm |
| 31 | 趾间 | 后肢第 1 到第 3 跖趾关节的后缘，左右侧 | 向掌心横刺 4 ~ 5mm |
| 32 | 照海 | 后肢内踝下 3mm，左右侧 | 直刺 2 ~ 3mm |
| 33 | 三阴交 | 后肢内踝直上 10mm，左右侧 | 直刺 3 ~ 4mm |
| 34 | 关元 | 脐下约 20mm 处 | 直刺 3 ~ 4mm |
| 35 | 天枢 | 脐中旁开 5mm，左右侧 | 旁开 10mm，直刺 3 ~ 4mm |
| 36 | 神阙 | 肚脐中央处 | 旁开 10mm，直刺 3 ~ 4mm |
| 37 | 梁门 | 脐上 30mm，旁开 15mm，左右侧 | 旁开 10mm，直刺 3 ~ 4mm |
| 38 | 中脘 | 脐上约 20mm 处 | 直刺 3mm |
| 39 | 期门 | 第 6 肋间间隙处 | 直刺 3 ~ 4mm |
| 40 | 肘节 | 在肘窝中，左右侧 | 直刺 4mm |
| 41 | 膻中 | 在两乳之间，前正中线上，平第 4、5 肋间，胸骨正中 | 向上斜刺 2 ~ 3mm |
| 42 | 曲池 | 肘关节前外侧凹陷中，左右侧 | 直刺 5mm |
| 43 | 尺泽 | 有肘弯横纹偏外的凹陷中，左右侧 | 直刺 10mm |
| 44 | 前三里 | 在桡骨前缘，曲池穴下约 5mm 处，左右侧 | 直刺 5mm |
| 45 | 内关 | 前肢内侧，离腕关节约 7mm 的桡尺骨缝间，左右侧 | 直刺 5mm |
| 46 | 外关 | 前肢背侧，离腕关节约 7mm 的桡尺骨缝间，左右侧 | 直刺 5mm |
| 47 | 神门 | 前肢内侧腕部横纹尺骨边缘处，左右侧 | 直刺 4mm |
| 48 | 合谷 | 前肢第 1、2 掌骨之间，左右侧 | 直刺 3mm |
| 49 | 后溪 | 第 4 掌骨小头后方掌横纹头，左右侧 | 向掌心横刺 4mm |

续表

| 编号 | 穴名 | 定位 | 刺灸法 |
|---|---|---|---|
| 50 | 指间 | 前肢第1到第4掌指关节的后缘，左右侧 | 向掌心横刺5mm |
| 51 | 承浆 | 下唇毛际下1.5mm处 | 斜向上刺3mm |

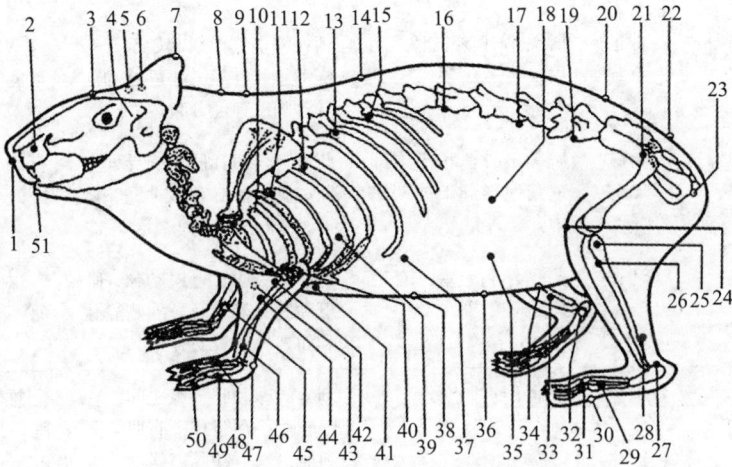

图 2-18　豚鼠针灸穴位

注：1.水沟 2.迎香 3.神庭 4.太阳 5.百会 6.天门 7.耳尖 8.大椎 9.身柱 10.肺俞 11.心俞 12.膈俞 13.肝俞 14.脊中 15.脾俞 16.肾俞 17.大肠俞 18.带脉 19.小肠俞 20.后会 21.环跳 22.尾根 23.后海 24.膝前 25.阳陵泉 26.后三里 27.跟端 28.悬钟 29.太冲 30.涌泉 31.趾间 32.照海 33.三阴交 34.关元 35.天枢 36.神阙 37.梁门 38.中脘 39.期门 40.肘节 41.膻中 42.曲池 43.尺泽 44.前三里 45.内关 46.外关 47.神门 48.合谷 49.后溪 50.指间 51.承浆
○在内侧面 ●在外侧面 ▣在背腹中线 ⬭被遮盖

## 四、兔的常用针灸穴位（表2-4，图2-19）

表 2-4　兔的常用针灸穴位

| 经络 | 序号 | 穴名 | 定位 | 局部解剖 | 刺灸法 |
|---|---|---|---|---|---|
| 肺经 | 59 | 尺泽 | 肘关节内侧前部凹陷中 | 刺入臂二头肌腱与腕桡侧伸肌之间，有桡侧动脉、静脉、神经和前臂外侧皮神经分布 | 直刺0.5～0.8cm，可灸 |
| | 45 | 少商 | 第1指桡侧，爪根角旁开0.1cm处 | 有指掌侧固有动脉、静脉、神经形成的血管网和末梢神经网 | 直刺0.1cm或点刺出血，可灸 |
| 大肠经 | 46 | 商阳 | 第2指桡侧，爪根角旁开0.1cm处 | 有第2指伸肌腱，指及掌背侧动、静脉网，指掌侧固有神经 | 直刺0.1cm或点刺出血，可灸 |

续表

| 经络 | 序号 | 穴名 | 定位 | 局部解剖 | 刺灸法 |
|---|---|---|---|---|---|
| 大肠经 | 50 | 合谷 | 掌背侧第1、第2掌骨间，约当第2掌骨中点桡侧 | 刺入骨间肌中，深达指深后肌腱，有桡动脉、神经和正中动脉、静脉、神经分布 | 直刺或稍向后斜刺0.2～0.5cm，可灸 |
| | 54 | 前三里（手三里） | 桡骨前缘曲池穴下1.5cm，当前臂上1/6折点处桡骨前缘 | 刺入腕桡侧伸肌偏尺侧，有桡动脉、神经及前臂背侧皮神经分布 | 直刺0.3～0.5cm，可灸 |
| | 56 | 曲池 | 肘关节外侧前部凹陷中 | 刺入腕桡侧伸肌起始部，有桡动脉、神经，头静脉和前臂背侧皮神经分布 | 直刺0.5～1cm，可灸 |
| | 60 | 臂臑 | 肩关节外侧稍下方即三角肌隆起下方凹陷中 | 刺入三角肌和肱肌交界处有肱动脉、静脉和腋神经、桡神经分布 | 直刺0.3～0.5cm，可灸 |
| | 3 | 迎香 | 鼻孔外侧上端，有毛与无毛交界处 | 有鼻翼提肌、上层动脉、眶下动脉、静脉及鼻外侧静脉和面神经上颊支分布 | 向内上方斜刺0.2～0.3cm |
| 胃经 | 4 | 承泣 | 眼眶下缘中点处 | 刺入眼球和眶下缘之间，有眼轮匝肌和眼球下直肌、下斜肌，眶下动脉、静脉，眼动脉、静脉分支和动眼神经、眶下神经、面神经颧支分布 | 上推眼球，针沿眶下缘直刺0.2～0.5cm |
| | 35 | 天枢 | 脐旁开3cm处 | 刺入腹直肌，有腹壁后浅动脉、静脉分支和最后肋间神经分支分布 | 直刺0.3～0.5cm，可灸 |
| | 65 | 后三里（足三里） | 小腿背外侧上1/5折点处，约当腓骨头下1.2cm，胫骨嵴后1cm | 刺入胫骨前肌与趾长伸肌之间，深层为胫、腓骨间隙，有胫前动脉、静脉和腓神经分布 | 直刺1.5～2.5cm，可灸 |
| | 66 | 上巨虚 | 小腿背外侧上2/5折点处，约当后三里穴下1.5cm | 刺入胫骨前肌与趾长伸肌之间，深达胫、腓骨间隙，有胫前动脉、静脉和腓神经分布 | 直刺1～1.5cm，可灸 |
| | 67 | 丰隆 | 小腿中点处腓骨后缘 | 刺入腓骨长肌与趾长伸肌之间，有胫前动脉、静脉和腓浅神经分布 | 直刺0.4～0.6cm，可灸 |
| | 74 | 追风（解溪） | 踝关节背侧中部两筋之间 | 刺入趾长伸肌与胫前肌两腱之间，有胫前动脉、静脉和腓神经分布 | 直刺0.2～0.3cm，可灸 |
| | 78 | 厉兑 | 第2趾腓侧，爪根角旁开0.1cm处 | 有趾背侧动脉、静脉网和腓浅神经的趾背神经分布 | 直刺0.2～0.3cm，或点刺出血，可灸 |

续表

| 经络 | 序号 | 穴名 | 定位 | 局部解剖 | 刺灸法 |
|---|---|---|---|---|---|
| 脾经 | 73 | 商丘 | 内踝高点前下方凹陷中，当内踝与中央跗骨结节之间 | 有跗内侧动脉、静脉，大隐动脉和小腿内侧皮神经、腓神经浅支分布 | 直刺 0.2～0.3cm，可灸 |
| | 69 | 三阴交 | 内踝高点上约3cm，约当小腿下 1/5 折点处胫骨后缘 | 刺入趾深屈肌前缘与胫骨后缘之间，有胫后动脉、静脉和胫神经分布 | 直刺 0.2～0.3cm，可灸 |
| | 36 | 大包 | 第7肋间中点处 | 刺入肋间肌，有胸背动脉、静脉及第7肋间动脉、静脉、神经和胸长神经分支分布 | 向下斜刺 0.5～0.8cm，可灸 |
| 心经 | 55 | 少海 | 肘关节内侧，臂骨内上髁前方凹陷中 | 刺入臂肌，有尺侧动脉、静脉和前臂内侧皮神经、正中神经肌支分布 | 直刺 0.3～0.5cm，可灸 |
| | 42 | 神门 | 腕部掌外侧凹陷中，当尺骨远端与尺腕骨之间 | 刺入腕尺侧屈肌腱与趾浅屈肌腱之间，有尺动脉、静脉及腕掌侧静脉网和尺神经分布 | 直刺 0.2～0.3cm，可灸 |
| | 43 | 少冲 | 小指桡侧，爪根角旁开 0.1cm 处 | 有指掌侧固有动脉、静脉、神经形成的血管网和末梢神经网 | 向后斜刺 0.2～0.3cm 或点刺出血，可灸 |
| 小肠经 | 48 | 少泽 | 小指尺侧，爪根角旁开 0.1cm 处 | 有指掌侧固有动脉、静脉、神经和指背侧动脉、神经形成的血管、神经网 | 向后斜刺 0.2～0.3cm 或点刺出血，可灸 |
| | 51 | 阳谷 | 桡腕关节背外侧，尺骨远端与尺腕骨之间凹陷中 | 刺入腕尺侧伸肌与腕尺侧屈肌之间，有腕背侧动脉、尺神经分布 | 直刺 0.2～0.3cm，可灸 |
| | 17 | 天宗 | 肩胛冈中点后方冈下窝中 | 刺入冈下窝中，有旋肩胛动脉、静脉分支和肩胛上神经分布 | 直刺 0.5～0.8cm，可灸 |
| | 9 | 听宫 | 耳根部，耳屏切迹正下方开口呈凹陷处 | 有颞浅动脉、静脉的耳前支、面神经及耳后神经分支分布 | 开口，直刺 0.3～0.5cm |
| 膀胱经 | 5 | 睛灵（睛明） | 内眼角、上下眼睑交界处 | 皮下有眼轮匝肌结缔组织，有三叉神经的眼神经和眼角动脉、静脉分布 | 推开眼球，向内下方斜刺 0.2～0.3cm |
| | 15 | 肺俞 | 第3胸椎下旁开 1.5cm 处 | 刺入髂肋肌沟，有第3胸神经背支和第3肋间动脉、静脉分布 | 沿肩胛软骨内侧向下斜刺 0.5～1cm，可灸 |

| 经络 | 序号 | 穴名 | 定位 | 局部解剖 | 刺灸法 |
|------|------|------|------|----------|--------|
| 膀胱经 | 18 | 心俞 | 第5、第6胸椎棘突间旁开1.5cm处 | 刺入髂肋肌沟中，有第5胸神经背支及第5肋间动脉、静脉背支分布 | 向内下方斜刺0.5～1cm，可灸 |
| | 21 | 肝俞 | 第9、第10胸椎棘突间旁开1.5cm处 | 刺入髂肋肌沟中，有第9胸神经和肋间动脉、静脉背支分布 | 向内下方斜刺0.5～1cm，可灸 |
| | 22 | 脾俞 | 第11、第12胸椎棘突间旁开1.5cm处 | 刺入髂肋肌沟中，有第11胸神经和肋间动脉、静脉背支分布 | 向内下方斜刺0.5～1cm，可灸 |
| | 23 | 三焦俞 | 第1、第2腰椎棘突间旁开1.5cm处 | 刺入髂肋肌沟中，有第1腰动脉、静脉、神经背支分布 | 向下斜刺0.5～1cm，可灸 |
| | 25 | 肾俞 | 第2、第3腰椎棘突间旁开1.5cm处 | 刺入髂肋肌沟中，有第2腰动脉、静脉、神经背支分布 | 向下斜刺0.5～1cm，可灸 |
| | 63 | 委中 | 膝关节正后方凹陷中 | 穿过股二头肌与半腱肌之间，深达腘肌，有腘动脉、静脉和胫神经分布 | 直刺1～2cm，可灸 |
| | 71 | 昆仑 | 踝关节外侧后方，外踝高点与跟结节之间凹陷中 | 刺入跟腱与趾深屈肌腱之间，有胫前动脉、静脉和胫神经分布 | 直刺0.2～0.3cm，可灸 |
| | 76 | 至阴 | 第5趾腓侧，爪根角旁开0.1cm处 | 有足背动脉，趾跖侧固有动脉、静脉、神经和足背外侧皮神经分布 | 直刺0.1～0.2cm，可灸 |
| 肾经 | 79 | 涌泉 | 第2、第3跖骨间跖侧，跖骨前1/3折点处 | 刺入趾浅、深层肌腱和跖间肌，有足底内侧动脉、静脉、神经分支分布 | 直刺0.3～0.5cm，可灸 |
| | 72 | 太溪 | 内踝与跟结节之间凹陷中 | 有胫后动脉、静脉和胫神经分布 | 直刺0.2～0.3cm，可灸 |
| | 70 | 复溜 | 小腿下部内侧，小腿下1/8折点处跟腱前缘 | 有隐动脉、静脉和胫神经分布 | 直刺0.2～0.3cm，可灸 |
| 心包经 | 57 | 曲泽 | 肘关节内侧近前部凹陷中 | 刺入臂二头肌后缘，有臂动脉、静脉和正中神经分布 | 直刺0.5～1cm，可灸 |
| | 41 | 内关 | 前臂下1/6折点处内侧，桡、尺骨间隙中 | 刺入腕桡侧屈肌与指浅屈肌腱之间，深达桡、尺骨间，有正中动脉、静脉、神经分布 | 直刺0.5～0.8cm，可灸 |
| | 44 | 中冲 | 第3指掌侧顶端正中，距爪根0.1cm | 有指掌侧固有动脉、静脉、神经形成的血管神经网 | 直刺0.1～0.2cm，或点刺出血，可灸 |

续表

| 经络 | 序号 | 穴名 | 定位 | 局部解剖 | 刺灸法 |
|---|---|---|---|---|---|
| 三焦经 | 47 | 关冲 | 第4指尺侧爪根角旁开0.1cm处 | 有指掌侧固有动脉、静脉、神经形成的血管神经网 | 直刺0.1～0.2cm或点刺出血，可灸 |
| | 52 | 外关 | 前臂下1/6折点处外侧，桡、尺骨缝中 | 刺入指总伸肌与第4指固有伸肌之间，有桡动脉、静脉、神经分布 | 稍向前斜刺0.3～0.5cm，可灸 |
| | 53 | 四渎 | 前臂上1/3折点处外侧，桡、尺骨缝中 | 刺入指总伸肌与第4指固有伸肌之间，有骨间背侧动脉、静脉和桡神经分布 | 直刺0.5～0.8cm，可灸 |
| | 61 | 抢风（臑会） | 肩关节后下方，臂骨三角肌隆起后上方凹陷中 | 刺入三角肌后缘与臂三头肌长头、外侧头交界处，有臂动脉、静脉及桡神经、腋神经分布 | 直刺0.5～1cm，可灸 |
| | 6 | 丝竹空 | 眶上突外端处 | 有眼轮匝肌，有颞浅动脉、静脉和面神经颞眶支分布 | 向外上平刺0.5～1cm，不灸 |
| 胆经 | 7 | 瞳子髎 | 眼外角旁开0.5cm处 | 有眼轮匝肌，有颞浅动脉、静脉和面神经颞颧支分布 | 向外平刺0.3～0.5cm，不灸 |
| | 12 | 风池 | 寰椎翼前缘直上方凹陷中 | 刺入头夹肌、头上斜肌，有枕动脉、静脉和第1颈神经分支分布 | 向后下方斜刺0.5～0.8cm，可灸 |
| | 29 | 环跳 | 股骨大转子与最后荐椎棘突连线后1/3折点处 | 刺入股二头肌、臀浅肌、臀中肌，有臀后动脉、静脉、神经分布 | 直刺1～2cm，可灸 |
| | 64 | 阳陵泉 | 腓骨头下方凹陷中 | 刺入胫前肌与腓骨长肌中，有胫前动脉、静脉和腓神经分布 | 直刺0.3～0.5cm，可灸 |
| | 68 | 阳辅 | 小腿下1/4折点处腓骨头与外踝连线上 | 刺入趾长伸肌与腓骨长肌之间，有胫前动脉、静脉和腓神经分布 | 直刺0.3～0.5cm，可灸 |
| | 77 | 足窍阴 | 第4趾腓侧，爪根角旁开0.1cm处 | 有趾背、跖侧动脉、静脉形成的血管网和趾背侧神经分布 | 直刺或向后斜刺0.1～0.3cm，可灸 |
| 肝经 | 80 | 太冲 | 第2趾胫侧，跖骨头后方凹陷中 | 有第2趾伸肌腱、骨间背侧肌，跖背侧动脉、静脉、神经和足底神经分布 | 直刺0.2～0.3cm，可灸 |
| | 62 | 曲泉 | 股骨内髁后缘凹陷中 | 刺入缝匠肌与半腱肌、半膜肌的止点之间，有隐动脉、静脉、神经分布 | 直刺0.3～0.5cm，可灸 |

| 经络 | 序号 | 穴名 | 定位 | 局部解剖 | 刺灸法 |
|---|---|---|---|---|---|
| 肝经 | 37 | 期门 | 第6肋间肋骨与肋软骨交界处 | 刺入腹内、外斜肌腱膜及腹横肌中，有第6肋间动脉、静脉、神经腹侧支分布 | 斜刺0.2～0.3cm，可灸 |
| 任脉 | 33 | 会阴 | 肛门与阴茎根部（♂）或阴唇上联合（♀）之间 | 刺入坐骨海绵体肌（♂）或阴门外括约肌（♀）与肛门外括约肌之间，有会阴动脉、静脉、神经分布 | 直刺0.3～0.5cm，可灸 |
| | 34 | 中脘 | 腹中线上，脐与剑状软骨连线中点处 | 刺入腹白线，有第7、第8肋间神经腹支和腹壁前动脉、静脉分支分布 | 直刺0.3～0.5cm，可灸 |
| | 39 | 膻中 | 胸正中线上，平第4肋间隙处约当胸骨后1/3折点处 | 刺入两侧胸肌交界处，有胸外动脉、静脉、胸肌神经和第4肋间神经腹支分布 | 平刺0.3～0.5cm，可灸 |
| | 40 | 承浆 | 下唇正中有毛无毛交界处 | 刺入口轮匝肌下缘，有下唇动脉、静脉和下颌神经的颏神经分布 | 斜刺0.2～0.3cm，可灸 |
| 督脉 | 32 | 后海（长强） | 尾根与肛门之间的凹陷中 | 刺入肛门外括约肌与尾肌之间的疏松结缔组织中，有阴部内动脉、静脉及阴部神经、直肠后神经分布 | 稍向前上方刺入2～3cm，可施穴位注射或埋线，可灸 |
| | 30 | 尾根（腰俞） | 背中线上，第4荐椎与第1尾椎棘突间 | 刺入荐尾棘上韧带、棘间肌，有荐尾神经和髂内、荐中动脉、静脉分布 | 直刺0.2～0.3cm，可灸 |
| | 26 | 阳关（腰阳关） | 背中线上，第4、第5腰椎棘突间 | 刺入腰背筋膜，腰棘上韧带、棘间韧带，有第4腰神经和腰动脉、静脉背侧支分布 | 直刺0.2～0.3cm，可灸 |
| | 24 | 命门 | 背中线上，第2、第3腰椎棘突间 | 刺入腰背筋膜、棘上韧带、棘间韧带，有第2腰神经和腰动脉、静脉背支分布 | 直刺0.2～0.3cm，可灸 |
| | 20 | 筋缩 | 背中线上，第9、第10胸椎棘突间 | 刺入腰背筋膜、棘上韧带、棘间韧带，有第9胸神经和肋间动脉、静脉背支分布 | 顺棘突间斜刺0.5～0.8cm，可灸 |
| | 19 | 至阳 | 背中线上，第7、第8胸椎棘突间 | 刺入腰背筋膜、棘上韧带、棘间韧带，有第7胸神经和肋间动脉、静脉背支分布 | 顺棘突方向斜刺0.5～1cm，可灸 |

续表

| 经络 | 序号 | 穴名 | 定位 | 局部解剖 | 刺灸法 |
|---|---|---|---|---|---|
| 督脉 | 16 | 身柱 | 背中线上，第3、第4胸椎棘突间 | 刺入腰背筋膜、棘上韧带、棘间韧带，有第3胸神经和肋间动脉、静脉背支分布 | 顺棘突方向斜刺0.5～1cm，可灸 |
| | 14 | 陶道 | 背中线上，第1、第2胸椎棘突间 | 刺入腰背筋膜、棘上韧带、棘间韧带，有第1胸神经和肋间动脉、静脉背支分布 | 顺棘突方向斜刺0.5～1cm，可灸 |
| | 13 | 大椎 | 背中线上，第7颈椎与第1胸椎棘突间 | 刺入棘上韧带、棘间韧带，有第8颈神经背支和颈上动脉、静脉分布 | 顺棘突方向直刺1～1.5cm，可灸 |
| | 11 | 天门（风府） | 枕骨顶嵴后方，枕寰关节背侧凹陷中 | 刺入项韧带及两侧夹肌、头半棘肌之间，有颈外动脉、静脉和第1颈神经背支分布 | 压头，直刺0.8～1cm不宜深刺，禁灸 |
| | 2 | 山根（水沟） | 鼻下唇裂上端正中处 | 有口轮匝肌，上唇动脉、静脉和眶下神经的分支 | 向上斜刺0.2～0.3cm或三棱针点刺 |
| 经外奇穴 | 8 | 太阳 | 外眼角后上方颞窝中 | 深部有颞深神经和颞浅动脉、静脉 | 直刺0.2～0.3cm |
| | 10 | 耳尖 | 耳尖背侧血管上 | 刺入耳郭后静脉 | 点刺出血 |
| | 1 | 顺气* | 上腭褶前方，门齿后缘2mm处两侧鼻腭管开口处 | 刺入鼻腭管中 | 用三棱针或细草茎涂油后插入1～1.5cm，剪其外露部分后留置其中 |
| | 27 | 百会（十七椎）** | 第7腰椎与第1荐椎棘突间 | 刺入腰背筋膜、棘上韧带、棘间韧带，有腰动脉、静脉、神经背支分布 | 直刺0.5～1cm，可灸 |
| | 31 | 尾尖（回气） | 尾末端 | 有尾动脉、静脉、神经分布 | 点刺出血或直刺0.5～1cm |
| | 28 | 催情* | 髋结节内侧前缘与第6腰椎横突后缘间 | 刺入背最长肌，有第6腰动脉、静脉、神经背支分布 | 向后内方刺入3～4cm，针尖达卵巢附近，最好用电针 |
| | 38 | 乳基（乳根）** | 每个乳头外侧缘 | 刺入乳腺筋膜，深部为乳腺组织，有乳动脉、静脉、神经网 | 向内斜刺0.2～0.3cm |
| | 58 | 肘俞 | 肘窝中关节外侧鹰嘴前方凹陷中 | 刺入肱三头肌、肘肌，有肱动脉、静脉及尺神经分布 | 直刺0.3～0.5cm |

续表

| 经络 | 序号 | 穴名 | 定位 | 局部解剖 | 刺灸法 |
|---|---|---|---|---|---|
| 经外奇穴 | 49 | 指间（八邪） | 第1～5指间缝纹端 | 刺入指部肌肉达掌骨头之间，有掌背侧总动脉、静脉及指背侧神经和尺神经背支分布 | 向掌骨间平刺0.3～0.5cm |
|  | 75 | 趾间（八风） | 第2～5趾间缝纹端 | 刺入趾部肌肉达跖骨头之间，有趾背侧动脉、静脉、神经分布 | 向跖骨间平刺0.3～0.5cm |

注：*为兔特有穴位；**表示与人的穴位位置不同

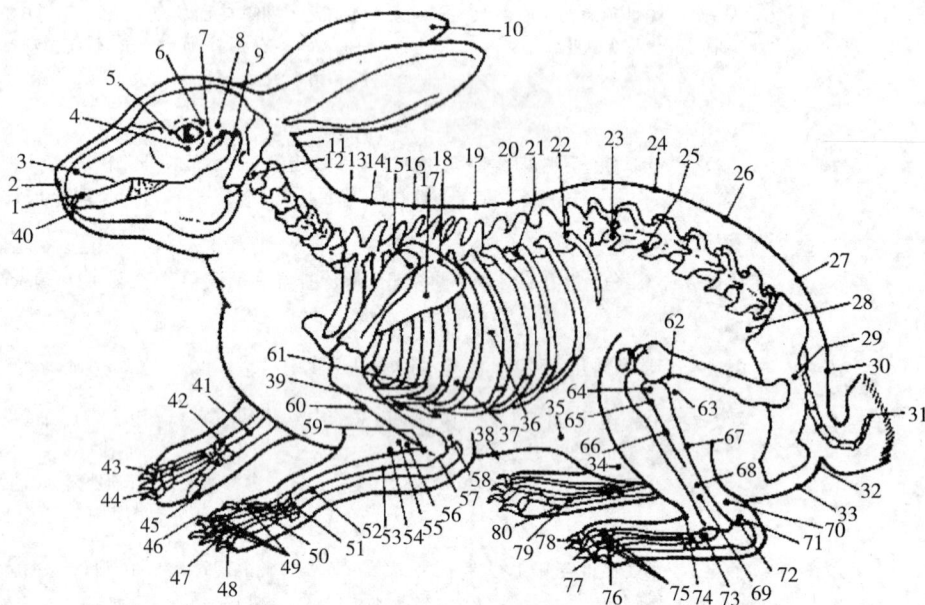

**图 2-19　兔的常用针灸穴位**

注：1. 顺气　2. 山根　3. 迎香　4. 承泣　5. 睛灵　6. 丝竹空　7. 瞳子髎　8. 太阳　9. 听宫　10. 耳尖
11. 天门　12. 风池　13. 大椎　14. 陶道　15. 肺俞　16. 身柱　17. 天宗　18. 心俞　19. 至阳
20. 筋缩　21. 肝俞　22. 脾俞　23. 三焦俞　24. 命门　25. 肾俞　26. 阳关　27. 百会　28. 催情
29. 环跳　30. 尾根　31. 尾尖　32. 后海　33. 会阴　34. 中脘　35. 天枢　36. 大包　37. 期门
38. 乳基　39. 膻中　40. 承浆　41. 内关　42. 神门　43. 少冲　44. 中冲　45. 少商　46. 商阳
47. 关冲　48. 少泽　49. 指间　50. 合谷　51. 阳谷　52. 外关　53. 四渎　54. 前三里　55. 少海
56. 曲池　57. 曲泽　58. 肘俞　59. 尺泽　60. 臂臑　61. 抢风　62. 曲泉　63. 委中　64. 阳陵泉
65. 后三里　66. 上巨墟　67. 丰隆　68. 阳辅　69. 三阴交　70. 复溜　71. 昆仑　72. 太溪
73. 商丘　74. 追风　75. 趾间　76. 至阴　77. 足窍阴　78. 厉兑　79. 涌泉　80. 太冲

## 五、猫的常用针灸穴位（表2-5，图2-20）

### 表2-5　猫的常用针灸穴位

| 经络 | 序号 | 穴名 | 定位 | 局部解剖 | 刺灸法 |
|------|------|------|------|----------|--------|
| 肺经 | 32 | 尺泽 | 肘窝横纹前内侧 | 臂二头肌腱与腕桡侧伸肌之间，有臂动脉、静脉分支以及桡神经和前臂外侧皮神经分支 | 直刺0.2～0.3cm，可灸 |
| | 35 | 太渊 | 腕部桡侧缘的凹陷中 | 有桡动脉、静脉以及前臂外侧皮神经和桡神经分支 | 直刺0.2～0.3cm，可灸 |
| | 38 | 少商 | 第1指桡侧，爪后0.1cm | 皮下有伸肌腱，有指背侧动脉、静脉及桡神经浅支 | 点刺出血，或斜向上刺0.2～0.3cm，可灸 |
| 大肠经 | 41 | 商阳 | 第2指桡侧，爪后约0.1cm | 皮下有伸肌腱，有指背侧动脉、静脉及指背侧神经 | 点刺出血，或直刺0.1～0.2cm，可灸 |
| | 46 | 三间 | 第2掌骨小头上桡侧缘凹陷处 | 有掌背侧动脉、静脉及指背侧神经 | 直刺0.2～0.3cm，可灸 |
| | 49 | 前三里 | 曲池穴下方约2cm，相当前臂外侧上1/6处 | 桡侧腕长伸肌和指总伸肌间，浅层为桡侧上副动脉、肱外静脉及桡神经，深层有肱动脉及桡神经深支 | 直刺或向后斜刺0.2～0.3cm，可灸 |
| | 50 | 曲池 | 肘横纹外侧尽头至臂骨外上髁连线中点处 | 桡侧腕长伸肌和指总伸肌之间，浅层为桡侧上副动脉，肱外静脉及桡神经浅支，深层有肱动脉、静脉及桡神经深支 | 直刺或向后斜刺0.2～0.3cm，可灸 |
| | 30 | 肩髃（肩井） | 肩峰前下方的凹陷中 | 刺入冈上肌中，有肩横动脉、静脉及肩胛上神经 | 直刺0.2～0.3cm，可灸 |
| 胃经 | 52 | 犊鼻（掠草） | 髌韧带外侧凹陷处 | 刺入髌韧带外侧的脂肪中，深层为关节囊，有膝关节动脉、静脉网及股外侧皮神经 | 直刺0.2～0.3cm，可灸 |
| | 54 | 后三里 | 腓骨头前下方2cm处的肌沟中 | 刺入胫骨前肌，深层为趾长伸肌，有胫前动脉、静脉及腓神经分布 | 直刺0.2～0.3cm，可灸 |
| | 57 | 解溪 | 踝关节背侧横纹中心，胫骨与跗骨之间凹陷处 | 胫骨前肌腱与趾长伸肌腱之间，有跗背动脉、静脉网和腓神经分布 | 直刺0.2～0.3cm，可灸 |
| | 59 | 厉兑 | 第2趾外侧，爪后0.1cm处 | 皮下有伸肌腱，有趾背侧动脉、静脉和趾背侧神经 | 点刺出血或直刺0.1～0.2cm |
| 脾经 | 62 | 太白 | 第1跖骨头后下方 | 有跖内侧动脉、静脉以及腓浅神经的分支 | 点刺出血或直刺0.1～0.2cm |

续表

| 经络 | 序号 | 穴名 | 定位 | 局部解剖 | 刺灸法 |
|------|------|------|------|----------|--------|
| 脾经 | 65 | 商丘 | 踝关节横纹内侧端，内踝前方的凹陷处 | 皮下有跗内侧动脉、静脉，小腿内侧皮神经及腓神经浅支 | 直刺0.2～0.3cm，可灸 |
|  | 68 | 三阴交 | 内踝上方，约相当于胫骨内隆起与内踝连线的下1/5处 | 刺入趾深屈肌和胫骨间，有胫后动脉、静脉和腓神经分布 | 直刺0.2～0.3cm，可灸 |
| 心经 | 36 | 神门 | 腕部掌侧，尺骨远端与尺腕骨之间 | 刺入腕尺侧屈肌与趾浅屈肌之间，有尺动脉、静脉及神经分布 | 直刺0.2～0.3cm，可灸 |
|  | 37 | 少府 | 掌部掌侧面，第4、第5掌骨之间的中点处 | 皮下为屈肌腱，有指掌侧动脉、静脉及骨间神经 | 直刺0.2～0.3cm，可灸 |
|  | 40 | 少冲 | 小指桡侧，爪后0.1cm | 有指掌侧固有动脉、静脉及神经 | 直刺0.1～0.2cm，或点刺出血 |
| 小肠经 | 43 | 少泽 | 小指尺侧，爪后0.1cm | 皮下为伸肌腱，有指背侧动脉、静脉及尺神经分布 | 点刺出血，或斜向上刺入0.1～0.2cm |
|  | 44 | 后溪 | 第5掌指关节后缘凹陷处 | 有指背侧动脉、静脉和尺神经分布 | 直刺0.2～0.3cm，可灸 |
|  | 47 | 腕骨 | 第5掌骨近端与第4腕骨、副腕骨之间凹陷中 | 刺入指外侧伸肌腱与腕尺侧伸肌腱，有腕背侧动脉、静脉和尺神经分布 | 直刺0.2～0.3cm，可灸 |
| 膀胱经 | 3 | 睛明 | 内眼角上、下眼睑交界处 | 有眼角动脉、静脉及滑车神经和眼神经分支分布 | 眼黏膜上点刺出血，或在眼内角直刺0.2～0.3cm |
|  | 10 | 肺俞 | 第3、第4胸椎棘突间两旁的凹陷处 | 刺入髂肋肌沟内，有第3肋间动脉、静脉和肋间神经分布 | 向脊柱方向斜刺0.2～0.3cm，可灸 |
|  | 11 | 心俞 | 第5、第6胸椎棘突间两侧凹陷处 | 刺入髂肋肌沟内，有第5肋间动脉、静脉和肋间神经分布 | 向脊椎方向斜刺0.2～0.3cm，可灸 |
|  | 12 | 膈俞 | 第7、第8胸椎棘突间两侧凹陷处 | 刺入髂肋肌沟内，有第7肋间动脉、静脉和肋间神经分布 | 向脊椎方向斜刺0.2～0.3cm，可灸 |
|  | 13 | 肝俞 | 第9、第10胸椎棘突间两侧凹陷处 | 刺入髂肋肌沟内，有第9肋间动脉、静脉和肋间神经分布 | 向脊椎方向斜刺0.2～0.3cm，可灸 |

续表

| 经络 | 序号 | 穴名 | 定位 | 局部解剖 | 刺灸法 |
|---|---|---|---|---|---|
| 膀胱经 | 15 | 脾俞 | 第11、第12胸椎棘突间两侧凹陷处 | 刺入髂肋肌沟内，有第11肋间动脉、静脉和肋间神经分布 | 向脊椎方向斜刺0.2~0.3cm，可灸 |
| | 16 | 肾俞 | 第2、第3腰椎棘突间两旁凹陷处 | 刺入髂肋肌沟内，有腰动脉、静脉和腰神经分布 | 向脊椎方向斜刺0.2~0.3cm，可灸 |
| | 18 | 次髎 | 第2、第3荐椎棘突间两旁，第2背荐孔处 | 刺入臀中肌，有臀前动脉、静脉及荐外侧动脉、静脉分布，有臀前神经及第1荐神经分布 | 直刺0.2~0.3cm，可灸 |
| | 56 | 昆仑（跟端） | 外踝与跟突顶端连线中点的凹陷处 | 刺入跟腱与趾深屈肌腱之间，有腓肠动脉、静脉以及腓肠神经和胫神经分布 | 直刺0.2~0.3cm，可灸 |
| | 61 | 至阴 | 第5趾外侧，爪的上缘 | 有趾固有动脉、静脉及腓神经分支分布 | 直刺0.1~0.2cm，或点刺出血 |
| 肾经 | 64 | 涌泉 | 第2、第3跖骨之间，上、中1/3交界处 | 皮下有屈肌腱和骨间肌，有足底内侧动脉、静脉及神经分布 | 直刺0.2~0.3cm，可灸 |
| | 66 | 太溪 | 内踝后缘与跟腱内缘连线的中心 | 内踝后方的凹陷中，有隐动脉、静脉及胫神经分布 | 直刺0.2~0.3cm，可灸 |
| | 67 | 复溜 | 太溪直上方约1cm | 内踝后上方、有隐动脉、静脉及胫神经分布 | 直刺0.2~0.3cm，可灸 |
| 心包经 | 33 | 曲泽 | 桡骨内髁前方的凹陷处 | 刺入臂二头肌肌腱稍后方，有臂动脉、静脉和正中神经分布 | 直刺0.2~0.3cm，可灸 |
| | 34 | 内关 | 前臂内侧下1/6处，与外关相对的前臂骨间隙内 | 刺入桡骨与腕桡侧屈肌之间，有桡动脉、静脉和正中神经分布 | 直刺0.2~0.3cm，可灸 |
| | 39 | 中冲 | 中指尖端中央 | 有指掌侧固有动脉、静脉和神经分布 | 点刺出血，或直刺0.2~0.3cm |
| 三焦经 | 42 | 关冲 | 第4指外侧，爪后0.1cm处 | 有指背侧动脉、静脉和尺神经末梢分布 | 点刺出血，或直刺0.1~0.2cm |
| | 48 | 外关 | 前臂外侧下1/6处，与内关相对的前臂骨间隙内 | 刺入指总伸肌与指外侧伸肌间，有骨间前动脉、静脉和桡神经分布 | 直刺0.2~0.3cm，可灸 |
| | 51 | 天井（肘俞） | 尺骨鹰嘴与肱骨外上髁间的凹陷处 | 刺入臂三头肌肌腱中，有尺侧上副动脉、静脉及桡神经分支 | 直刺0.2~0.3cm，可灸 |

续表

| 经络 | 序号 | 穴名 | 定位 | 局部解剖 | 刺灸法 |
|---|---|---|---|---|---|
| 三焦经 | 31 | 臑会（抢风） | 肩关节后方约 3cm 处的方形孔窝中 | 三角肌后缘、臂三头肌长头和外头之间的方形孔窝中，有臂动脉、静脉和臂桡神经和腋神经分布 | 直刺 0.3 ~ 0.5cm，可灸 |
| | 8 | 翳风 | 耳根外侧，乳突与下颌骨之间的凹陷处 | 皮下为耳肌、腮腺，有耳后动脉、静脉和耳大神经分布 | 直刺 0.2 ~ 0.3cm，可灸 |
| 胆经 | 6 | 上关 | 颞下颌关节后上方的凹陷中 | 皮下为颞肌，有颞浅动脉、静脉和三叉神经分支 | 开口，直刺 0.2 ~ 0.3cm，可灸 |
| | 20 | 环跳 | 最后荐椎棘突与大转子最高处连线的下 1/3 处 | 刺入股二头肌、臀中肌，有臀后动脉、静脉和臀后神经分布 | 直刺 0.3 ~ 0.5cm，可灸 |
| | 53 | 阳陵泉 | 腓骨头下方凹陷处 | 刺入腓骨长肌，有胫前动脉、静脉和腓神经分布 | 直刺 0.3 ~ 0.5cm，可灸 |
| | 55 | 阳辅 | 腓骨头与外踝连线的下 1/4 处的肌沟内 | 刺入趾长伸肌与腓骨长肌腱之间，有胫前动脉、静脉和腓神经分布 | 直刺 0.2 ~ 0.3cm，可灸 |
| | 60 | 足窍阴 | 第 4 趾背外侧，爪后约 0.1cm 处 | 皮下为伸肌腱，有趾背侧动脉、静脉和趾背神经分支 | 点刺出血，或直刺 0.1 ~ 0.2cm |
| 肝经 | 63 | 太冲 | 第 2 跖骨背侧内缘，相当于跖骨下 1/3 处 | 皮下为伸肌腱，有足背侧动脉、静脉和腓神经分布 | 直刺 0.2 ~ 0.3cm，可灸 |
| | 69 | 中都 | 内踝与胫骨内隆起连线中点处 | 刺入胫骨与趾深屈肌之间，有隐动脉、静脉及神经分布 | 直刺 0.2 ~ 0.3cm，可灸 |
| | 24 | 章门 | 侧腹部，第 11 肋下端凹陷处 | 有第 10 肋间动脉及神经分布 | 直刺 0.2 ~ 0.3cm，可灸 |
| 督脉 | 21 | 长强（后海） | 尾根与肛门间的凹陷处 | 刺入肛门括约肌、尾腹侧肌间的疏松组织内。针尖上方有骶中动脉、静脉，下方有直肠后动脉及直肠后神经分布 | 稍向上斜刺 0.5 ~ 1cm，可灸 |
| | 14 | 脊中 | 第 11、第 12 胸椎棘突之间 | 刺入棘间韧带、棘上韧带和棘间肌，有肋间动脉、静脉和肋间神经背支分布 | 斜刺 0.3 ~ 0.5cm，可灸 |
| | 9 | 大椎 | 第 7 颈椎与第 1 胸椎棘突之间 | 刺入项韧带索状部、棘间韧带与棘间肌，有颈横动脉、静脉分支和第 8 颈神经分支 | 直刺 0.3 ~ 0.5cm，可灸 |

续表

| 经络 | 序号 | 穴名 | 定位 | 局部解剖 | 刺灸法 |
|---|---|---|---|---|---|
| 督脉 | 7 | 风府（天门） | 头顶部顶骨后缘正中 | 刺入寰枕关节间的项韧带中，有枕动脉、静脉分支和枕神经分布 | 直刺 0.2～0.3cm，可灸 |
| | 2 | 素髎 | 鼻尖、鼻唇沟上端 | 刺入鼻尖软骨，有上唇动脉、眶下动脉和鼻外侧静脉分支以及颜面神经和筛神经分支 | 点刺出血 |
| | 1 | 水沟 | 鼻唇沟中，两侧鼻翼下端连线中点处 | 刺入口轮匝肌，有上唇动脉、静脉以及眶下神经和颜面神经的上颊支 | 直刺 0.1～0.2cm，或向上斜刺 0.5cm，可灸 |
| 任脉 | 22 | 会阴 | 雄性在阴茎根与肛门的中点，雌性在阴唇上联合与肛门的中点 | 刺入肛门外括约肌与阴门外括约肌（雌性）或坐骨海绵体肌（雄性）之间，有会阴动脉、静脉和会阴神经分布 | 直刺 0.2～0.3cm，可灸 |
| | 23 | 关元 | 腹正中线，脐与耻骨前缘连线的后 2/5 | 刺入腹白线，有腹壁下动脉、静脉和第2、第3腰神经分布 | 直刺 0.2～0.3cm，可灸 |
| | 25 | 中脘 | 腹正中线，脐与剑状软骨连线中点处 | 刺入腹白线，有腹壁前动脉、静脉和肋间神经分布 | 直刺 0.2～0.3cm，可灸 |
| | 26 | 膻中 | 胸正中线，相当于胸骨后 1/3 与中 1/3 交界处，约平第4肋间隙 | 刺入胸浅肌和胸深肌，有胸外动脉、静脉和胸肌神经分布 | 平刺 0.2～0.3cm，可灸 |
| | 27 | 承浆 | 下唇正中下方的凹陷处 | 刺入口轮匝肌，有下唇动脉、静脉和颜面的下颊支及颏神经分布 | 斜刺 0.2～0.3cm |
| 经外奇穴 | 4 | 太阳 | 外眼角后方凹陷处 | 深部有颞深神经以及颞动脉、静脉分布 | 直刺 0.1～0.2cm |
| | 5 | 耳尖 | 耳尖部后缘血管上 | 耳郭后静脉上 | 点刺出血 |
| | 17 | 十七椎下（百会） | 腰、骶椎棘突之间凹陷处 | 刺入棘上韧带、棘间韧带，有腰动脉、静脉和腰神经分布 | 直刺 0.3～0.5cm，可灸 |
| | 28 | 膊尖 | 喙突脊椎角前 2cm 处 | 刺入斜方肌和菱形肌的深部，有颈横动脉、静脉和颈神经背支和胸神经分支 | 向后下方斜刺 0.3～0.5cm，可灸 |
| | 29 | 膊栏 | 关节脊椎角后方 2cm 处 | 刺入背阔肌和下锯肌，有肋间动脉、静脉以及胸神经背侧支和胸背神经分支 | 向前下方斜刺 0.3～0.5cm，可灸 |

续表

| 经络 | 序号 | 穴名 | 定位 | 局部解剖 | 刺灸法 |
|------|------|------|------|---------|--------|
| 经外奇穴 | 45 | 八邪（指间） | 前肢指背的指缝间，每肢3穴 | 刺入伸肌腱之间，有掌骨间动脉、静脉和桡浅神经分支 | 点刺出血，或向上斜刺0.2～0.3cm |
| | 58 | 八风（趾间） | 后肢趾背的趾缝间，每肢3穴 | 皮下为伸肌腱，有趾背侧动脉、静脉和趾背侧神经 | 点刺出血，或向上斜刺0.2～0.3cm |
| | 19 | 尾根 | 荐、尾棘突之间 | 刺入棘间肌，有最后荐神经分布 | 直刺0.2～0.3cm，可灸 |
| | 71 | 尾尖（尾端） | 尾末端 | 尾头端，有尾动脉、静脉及尾神经分布 | 直刺，从末端刺入0.5～1cm，可灸 |
| | 70 | 尾本 | 尾根部腹侧正中血管上 | 刺入尾中静脉，有尾动脉及尾神经腹侧支分布 | 直刺0.2～0.3cm出血 |

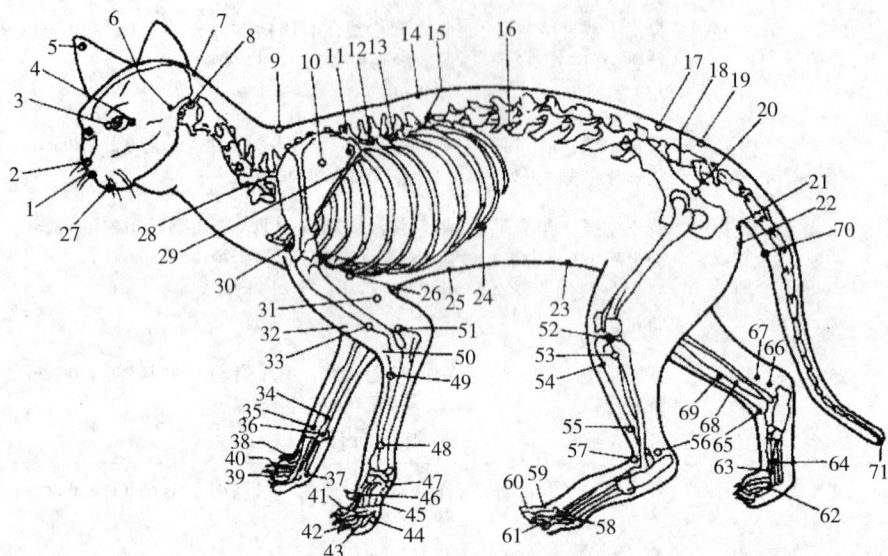

图 2-20　猫常用针灸穴位

注：1. 水沟 2. 素髎 3. 睛明 4. 太阳 5. 耳尖 6. 上关 7. 风府 8. 翳风 9. 大椎 10. 肺俞 11. 心俞 12. 膈俞 13. 肝俞 14. 脊中 15. 脾俞 16. 肾俞 17. 十七椎下 18. 次髎 19. 尾根 20. 环跳 21. 长强 22. 会阴 23. 关元 24. 章门 25. 中脘 26. 膻中 27. 承浆 28. 膊尖 29. 膊栏 30. 肩髃（肩井）31. 臑会（抢风）32. 尺泽 33. 曲泽 34. 内关 35. 太渊 36. 神门 37. 少府 38. 少商 39. 中冲 40. 少冲 41. 商阳 42. 关冲 43. 少泽 44. 后溪 45. 八邪（指间）46. 三间 47. 腕骨 48. 外关 49. 前三里 50. 曲池 51. 天井（肘俞）52. 犊鼻（掠草）53. 阳陵泉 54. 后三里 55. 阳辅 56. 昆仑 57. 解溪 58. 八风（趾间）59. 厉兑 60. 足窍阴 61. 至阴 62. 太白 63. 太冲 64. 涌泉 65. 商丘 66. 太溪 67. 复溜 68. 三阴交 69. 中都 70. 尾本 71. 尾尖

## 六、猕猴的常用针灸穴位（表 2-6，图 2-21）

表 2-6　猕猴的常用针灸穴位

| 编号 | 穴名 | 定位 | 局部解剖 |
|---|---|---|---|
| 1 | 水沟 | 人中沟的上 1/3 与下 2/3 交点处 | 皮下为提鼻唇肌及口轮匝肌，有三叉神经的鼻外神经及面神经、颊肌神经、上唇动脉、静脉及颌外动脉、静脉分布 |
| 2 | 百会 | 顶骨正中 | 皮下有第 3、第 4 颈脊神经分布、枕小神经及颈外动脉、静脉分支分布 |
| 3 | 膻中 | 腹正中线上，平第 4 与第 5 肋间 | 在胸骨正中线上，有肋间动脉、静脉及第 4 肋间神经前支分布 |
| 4 | 神阙 | 脐中央 | 在腹中线上，皮下有腹壁浅动脉、静脉分支和腹壁下动脉、静脉及第 12 胸椎到第 2 腰椎 节段脊神经发出的腹壁神经分布 |
| 5 | 大椎 | 第 7 颈椎与第 1 胸椎间，背部正中 | 皮下有棘间肌及棘间韧带，下有第 8 颈神经及第 1 胸神经后支分布，有锁骨下动脉分支、颈横动脉分支供应血液 |
| 6 | 曲池 | 桡骨近端的关节外侧前方的凹陷中 | 在腕桡侧伸肌与指总伸肌之间，有桡神经及正中动脉、静脉分布 |
| 7 | 太溪 | 内踝高点与跟腱后缘连线的中点凹陷处 | 皮下有胫后动、静脉分布；布有小腿内侧皮神经，当胫神经经过处 |
| 8 | 犊鼻 | 屈膝，在髌韧带外侧凹陷中 | 在髌韧带外侧缘；有膝关节动、静脉网；有腓肠外侧皮神经和腓总神经关节支 |
| 9 | 长强 | 尾根与肛门之间的凹陷处 | 皮下有肛外括约肌及耻尾肌，有阴部神经及阴部动脉、静脉分布 |
| 10 | 神庭 | 前额发际直上 0.5 寸 | 皮下有腱膜下疏松组织。有滑车上神经和额动静脉的分支等 |
| 11 | 印堂 | 在头部，两眉毛内侧端中间的凹陷中 | 有滑车上神经和额动静脉的分支等 |
| 12 | 瞳子髎 | 目外眦外侧约 0.5 寸，眶骨外缘凹陷中 | 有眼轮匝肌、深层为颞肌；颧眶动、静脉分布处，有颧面神经和颧颞神经，面神经的额颞支 |
| 13 | 头维 | 在头部，额角发际直上约 0.5 寸，头正中线旁开约 4.5 寸 | 皮下有颞肌上缘的帽状腱膜、颅骨外膜。有耳颞神经的颞支，颞浅动静脉的额支等 |
| 14 | 风池 | 在颈后区，枕骨之下，胸锁乳突肌上端与斜方肌上端之间的凹陷中 | 皮下有斜方肌、胸锁乳突肌、头夹肌等，枕小神经、枕动静脉分支 |
| 15 | 风府 | 在颈后区，枕外隆凸直下，两侧斜方肌之间凹陷中 | 皮下有项韧带、左右斜方肌肌腱之间，枕大神经和第 3 枕神经的分支及枕动静脉分支，深层有枕下神经等 |
| 16 | 阳白 | 在头部，眉上约 1 寸，瞳孔直上 | 眶上神经外侧支和眶上动静脉外侧支 |
| 17 | 承泣 | 在面部，眼球与眶下缘之间，瞳孔直下 | 皮下为眼轮匝肌、颧眶肌。浅层有颧神经、眶下神经分支、面神经颧支。深层有面动静脉 分支等 |
| 18 | 四白 | 在面部，眶下孔处 | 皮下为眼轮匝肌、颧眶肌、提上唇肌。浅层有颧神经、眶下神经分支、面神经颧支。深层 有眶下动静脉和神经分布等 |

续表

| 编号 | 穴名 | 定位 | 局部解剖 |
|---|---|---|---|
| 19 | 巨髎 | 目正视，瞳孔直下，平鼻翼下缘处，鼻唇沟的外侧 | 有面动、静脉及眶下动、静脉；有面神经及眶下神经的分支 |
| 20 | 地仓 | 口角旁约 0.4 寸，上直对瞳孔 | 在口轮匝肌中，深层为颊肌；有面动、静脉；有面神经和眶下神经分支，深层为颊神经的末支 |
| 21 | 颊车 | 在下颌角前上方约 1 寸处，按之凹陷处，当咀嚼时咬肌隆起最高点处 | 有咬动、静脉；布有耳大神经、面神经分支及咬肌神经 |
| 22 | 下关 | 在耳屏前，下颌骨髁状突前方，当颧弓与下颌切迹所形成的凹陷中，闭口有孔，张口即闭，宜闭口取穴 | 为咬肌的起始部；有面横动、静脉，最深处为上颌动、静脉。下颌神经分布 |
| 23 | 听会 | 耳屏间切迹前，下颌骨髁状突后缘，张口凹陷处 | 颞浅动脉耳前支，深部为颈外动脉和面后静脉。有耳大神经和面神经分布 |
| 24 | 上关 | 下关穴直上，颧弓上缘凹陷处 | 有颧眶动、静脉；有面神经颧眶支及三叉神经小分支 |
| 25 | 迎香 | 在面部，鼻翼外缘中点旁，鼻唇沟中 | 皮下为颊肌、提上唇肌。浅层有上颌神经的眶下神经分支。深层有颊囊、面神经颊支等 |
| 26 | 中脘 | 在上腹部，脐中上约 4 寸，前正中线上 | 皮下为壁腹膜，主要为第 8 胸神经分支 |
| 27 | 天枢 | 在腹部，横平脐中，前正中线旁开约 2 寸 | 皮下有腹直肌。腹壁浅静脉、腹壁上动静脉分支等 |
| 28 | 关元 | 在下腹部，脐中下约 3 寸，前正中线上 | 髂腹下神经的前皮支和腹壁浅动静脉分支等 |
| 29 | 中极 | 在下腹部，脐中下约 4 寸，前正中线上 | 髂腹下神经的前皮支和腹壁浅动静脉分支等 |
| 30 | 肺俞 | 在脊柱区，第 3 胸椎棘突下，后正中线旁开约 1.5 寸 | 皮下为竖脊肌，3、4 胸神经分支及肋间后动静脉分支等 |
| 31 | 心俞 | 在脊柱区，第 5 胸椎棘突下，后正中线旁开 1.5 寸 | 皮下为竖脊肌，5、6 胸神经分支及肋间后动静脉分支等 |
| 32 | 肝俞 | 在脊柱区，第 9 胸椎棘突下，后正中线旁开约 1.5 寸 | 皮下为竖脊肌，9、10 胸神经分支及肋间后动静脉分支等 |
| 33 | 脾俞 | 在脊柱区，第 11 胸椎棘突下，后正中线旁开约 1.5 寸 | 皮下为竖脊肌，11、12 胸神经分支及肋间后动静脉分支等 |
| 34 | 肾俞 | 在脊柱区，第 2 腰椎棘突下，后正中线旁开约 1.5 寸 | 皮下为竖脊肌，2、3 腰神经分支及腰动静脉分支等 |
| 35 | 次髎 | 正对第 2 骶后孔中 | 第 2 骶后孔，浅层有臀中皮神经，深层有第 2 骶神经和骶外侧动静脉的后支 |
| 36 | 命门 | 在脊柱区，第 2 腰椎棘突下凹陷中，后正中线上 | 主要为第 2 腰神经分支及伴行动静脉分支等 |

续表

| 编号 | 穴名 | 定位 | 局部解剖 |
|------|------|------|----------|
| 37 | 尺泽 | 在肘区，肘横纹上，肱二头肌腱桡侧缘凹陷中 | 皮下主要为肱肌、肱桡肌，前臂外侧皮神经、桡神经，桡侧副动静脉前支等 |
| 38 | 曲泽 | 在肘前区，肘横纹上，肱二头肌腱的尺侧缘凹陷中 | 肘正中静脉、前臂内侧皮神经等，肱动静脉、尺侧返动、静脉的掌侧支与尺侧下副动静脉 前支构成动静脉网等 |
| 39 | 少海 | 屈肘，当肘横纹内侧端与肱骨内上髁连线的中点处 | 有旋前圆肌、肱肌；有前臂内侧皮神经，前方有正中神经分布 |
| 40 | 小海 | 屈肘，当尺骨鹰嘴与肱骨内上髁之间的凹陷处 | 尺神经沟中，为尺侧腕屈肌的起始部。有前臂内侧皮神经、尺神经本干 |
| 41 | 手三里 | 肘横纹下约2寸 | 桡侧腕长伸肌和桡侧腕短伸肌、肱桡肌，桡神经、桡侧返动静脉和桡侧副动静脉间的吻合支 |
| 42 | 偏历 | 屈肘，在阳溪穴与曲池穴连线上，腕横纹上约3寸处 | 屈肘，在阳溪穴与曲池穴连线上，腕横纹上约3寸处 |
| 43 | 支沟 | 腕背侧横纹上约3寸处，尺骨与桡骨正中间 | 在桡骨与尺骨之间，指总伸肌和拇长伸肌之间。有前臂背侧皮神经，深层有前臂骨间背侧神经及掌侧神经 |
| 44 | 内关 | 在前肢前区，腕掌侧远端横纹上约2寸，掌长肌腱与桡侧腕屈肌腱之间 | 皮下主要为桡侧腕屈肌腱、掌长肌腱、指浅屈肌、指深屈肌等，前臂内侧皮神经、前臂外侧 皮神经分支和前臂正中静脉等 |
| 45 | 外关 | 在前肢后区，腕背侧远端横纹上约2寸，尺骨与桡骨间隙中点 | 皮下主要为拇长伸肌和食指伸肌，前臂后皮神经，骨间后动静脉和骨间后神经 |
| 46 | 通里 | 腕横纹上约1寸，尺侧腕屈肌腱的桡侧缘 | 尺侧腕屈肌腱与指浅屈肌之间，深层为指深屈肌；有尺动脉通过，有前臂内侧皮神经，尺侧为尺神经 |
| 47 | 合谷 | 在手背部，第二掌骨桡侧的中点处 | 第1骨间背侧肌、拇收肌等，有桡神经浅支、手背静脉网桡侧部和第1掌背动脉分支等 |
| 48 | 列缺 | 桡骨茎突上方，腕横纹上1.5寸，当肱桡肌与拇长展肌腱之间 | 肱桡肌腱与拇长展肌腱之间，桡侧腕长伸肌腱内侧；有头静脉，桡动、静脉分支 |
| 49 | 神门 | 在腕前区，腕掌侧远端横纹尺侧端，尺侧屈腕肌腱的桡侧缘 | 皮下为尺侧腕屈肌腱的桡侧缘，前臂内侧皮神经、尺神经掌支，尺动静脉和尺神经 |
| 50 | 太渊 | 桡骨茎突与舟状骨之间，腕掌侧远端横纹的桡侧，桡动脉搏动处 | 皮下主要为桡侧腕肌腱与掌长拇肌腱之间，前臂外侧皮神经、桡神经，桡侧副动静脉前支等 |
| 51 | 阳谷 | 腕背横纹尺侧端，当尺骨茎突与三角骨之间的凹陷处 | 当尺侧腕伸肌腱的尺侧缘，有腕背动脉，尺神经手背支 |
| 52 | 后溪 | 第5掌指关节尺侧近端赤白肉际凹陷中 | 尺神经掌支和皮下浅静脉等。深层有小指尺掌侧固有动静脉和指掌侧固有神经 |

| 编号 | 穴名 | 定位 | 局部解剖 |
|---|---|---|---|
| 53 | 劳宫 | 横平第3掌指关节近端，第2、3掌骨之间偏于第3掌骨 | 浅层分布有正中神经的掌支和手掌侧静脉网。深层有指掌侧总动脉，正中神经的指掌侧固有神经 |
| 54 | 鱼际 | 第1掌骨中点桡侧，赤白肉际处 | 有拇短展肌和拇指对掌肌；前臂外侧皮神经和桡神经浅支混合支 |
| 55 | 环跳 | 在臀区，股骨大转子最凸点与骶管裂孔连线的外1/3与内2/3交点处 | 皮下为坐骨神经、臀大肌、股方肌。臀上皮神经，深层有坐骨神经、臀下神经、股后皮神经等 |
| 56 | 阳陵泉 | 在小腿外侧，腓骨头前下方凹陷中 | 腓骨长肌、趾长伸肌，腓肠外侧皮神经，膝下外侧动静脉的分支或属支和腓总神经分支等 |
| 57 | 阴陵泉 | 在后肢下部内侧，胫骨内侧髁下缘与胫骨内侧缘之间的凹陷中 | 半腱肌、腓肠肌内侧头，隐神经的小腿内侧皮支，大隐静脉的属支等 |
| 58 | 足三里 | 在后肢下部外侧，犊鼻（ST35）下约42mm，胫骨外一横指处 | 皮下主要为胫骨后肌，腓肠外侧皮神经、胫前动静脉分支等 |
| 59 | 丰隆 | 在后肢下部外侧，外踝尖上约8寸，胫骨前肌的外缘 | 皮下主要为胫骨后肌，腓肠外侧皮神经、胫前动脉分支等 |
| 60 | 蠡沟 | 在后肢下部内侧，内踝尖上约5寸，胫骨内侧面的中央 | 胫骨内侧面下1/3处。后有大隐静脉，有隐神经前肢 |
| 61 | 三阴交 | 在后肢下部内侧，内踝尖上约3寸，胫骨内侧缘后际 | 趾长屈肌、胫骨后肌、长屈肌等。隐神经的小腿内侧皮支，大隐静脉的属支等 |
| 62 | 悬钟 | 外踝高点上约3寸，腓骨前缘 | 有胫前动、静脉分支，有腓浅神经 |
| 63 | 复溜 | 太溪穴上约2寸，当跟腱的前缘 | 前方有胫后动、静脉。腓肠内侧皮神经，小腿内侧皮神经。深层为胫神经 |
| 64 | 昆仑 | 在踝区，外踝尖与跟腱之间的凹陷中 | 腓肠神经和小隐静脉，腓动静脉的分支和属支等 |
| 65 | 申脉 | 在踝区，外踝尖直下，外踝下缘与跟骨之间凹陷中 | 腓骨长肌腱、腓骨短肌腱，小隐静脉、腓肠神经的分支和外踝前动静脉 |
| 66 | 照海 | 在踝区，内踝尖下约1寸，内踝下缘边际凹陷中 | 隐神经的小腿内侧皮支，大隐静脉的属支等。跗内侧动静脉分支等 |
| 67 | 太冲 | 在足背，第1、2跖骨间，跖骨底结合部前方凹陷中，或触及动脉搏动 | 足背静脉网、足背内侧皮神经，腓深神经等 |
| 68 | 涌泉 | 屈足卷趾时足心最凹陷处 | 浅层有足底内侧神经分支，深层有第2趾足底总神经和第2趾足底总动静脉 |
| 69 | 至阴 | 足小趾外侧趾甲根角旁约0.1寸 | 趾背动脉及趾跖侧固有动脉形成的动脉网。有足背外侧皮神经分布 |

注：参照团体标准：实验动物常用穴位名称与定位第四部分猕猴 T/CAAM 0004–2020

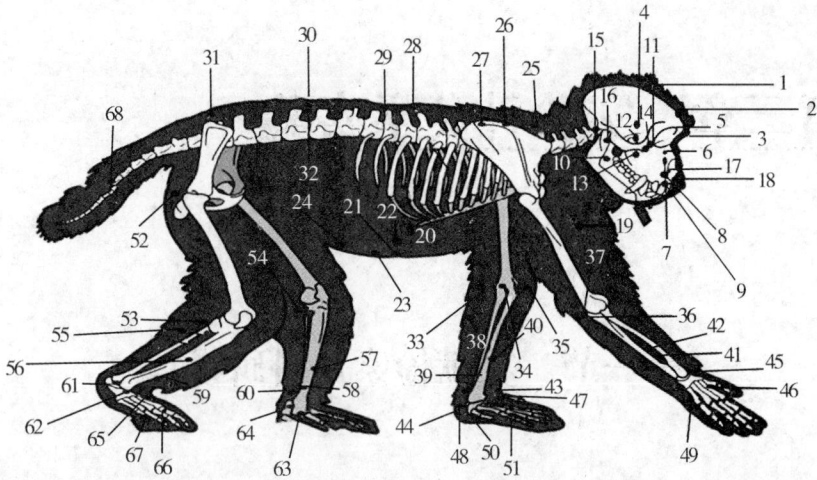

**图 2-21　实验猕猴常用穴位名称与定位图**

注: 1. 百会 2. 神庭 3. 印堂 4. 头维 5. 阳白 6. 承泣 7. 四白 8. 巨髎 9. 地仓 10. 颊车 11. 瞳子髎
12. 上关 13. 下关 14. 听会 15. 风池 16. 风府 17. 迎香 18. 水沟 19. 膻中 20. 中脘 21. 神阙
22. 天枢 23. 关元 24. 中极 25. 大椎 26. 肺俞 27. 心俞 28. 肝俞 29. 脾俞 30. 肾俞 31. 次髎
32. 命门 33. 尺泽 34. 曲池 35. 曲泽 36. 少海 37. 小海 38. 手三里 39. 内关 40. 偏历 41. 外关
42. 支沟 43. 通里 44. 列缺 45. 阳谷 46. 合谷 47. 神门 48. 太渊 49. 后溪 50. 鱼际 51. 劳宫
52. 环跳 53. 阳陵泉 54. 阴陵泉 55. 足三里 56. 丰隆 57. 蠡沟 58. 三阴交 59. 悬钟 60. 复溜
61. 昆仑 62. 申脉 63. 照海 64. 太溪 65. 太冲 66. 涌泉 67. 至阴 68. 长强

# 第三章　实验针灸学实验　▷▷▷▷

## 第一节　文献检索及科研设计

### 实验一　文献检索实习

【实验目的】

本实验目的在于使学生掌握常用文献检索及数据库使用方法，熟悉科研文献搜集和整理的主要方法和一般过程，培养学生查阅文献、搜集整理、归纳总结、探索规律的能力，了解不同种类研究文献的结构特点。本次实验分别以 CNKI 数据库和 Pubmed 数据库为例，进行一次文献检索。

【实验对象】

文献资料。

【实验器材】

图书资料、计算机、数据库技术平台 CNKI 数据库、Pubmed 数据库等。

【实验步骤】

1. 根据所学知识和个人兴趣，初步设定针灸研究题目。进行文献检索前，要明确研究的方向和要求，确定所需文献的主题范围、时间跨度、地域界限、载体类型等。研究方向越明确，要求越具体，检索的针对性越强，效率也越高。比如通过 CNKI 数据库检索关于针灸对脑中风的临床治疗效果的文献，明确了受试对象是脑中风患者，还要明确具体研究什么证型，研究中经络还是中脏腑还是不区分证型，明确了干预因素是针灸，还要确定是电针还是手针还是不区分针刺方法。

2. 针对所选题目制定检索途径和方法。正式检索开始前，首先要确定检索词。研究者应对所选题目概念的内涵和外延有全面的认识，同时应对所选内容涉及的学科领域和范畴有正确的判断，才能确定正确的检索词。检索词是检索全面文献检索结果的关键点，如果检索词选择不当就会导致漏检和误检，检索词选择将直接影响检索质量。仍以针灸对脑中风的临床治疗效果为例，这里一个明显的检索词就是脑中风，但脑中风并不是唯一检索词，比如与脑中风等同的脑卒中、脑血管病、偏瘫、半身不遂等，要尽量保证检索词的全面，以避免漏检。

3. 根据检索目的，分析检索结果，调整检索策略。为获得更加全面、精准和与研究者检索目的更为接近的检索结果，往往需要再次检索或者调整检索策略，除选用更加精准的检索词或检索方式外，也可根据初次检索获得的结果对检索策略进行修改。

4. 确定所需检索文献资料，贮存分类整理。检索到所需文献后，可以直接下载或打印原文，然后对原文分类整理备用。还有一种取得全文的方式是与作者取得联系，直接索取。

5. 根据所检索的文献，撰写一篇综述。文献综述的书写格式与一般研究类论文相同，主要由题目、作者署名及信息、摘要、关键词、前言、正文、总结（或展望）和参考文献等部分组成。

【注意事项】

1. 对相关文献查找要求"新""全""准"，应根据检索结果调整检索过程。

2. 对只有摘要的资料和参考文献、有参考价值的资料应进行再搜集。

3. 撰写综述，查找资料数量一般不少于30篇，要求是近5年的文献。

## 实验二　自行实验设计（一）

案例：小明是一名中医药大学针灸推拿专业的大学生，同时他还非常有爱心，喜欢小动物，在自己家里养了一只可爱的大白兔，最近几天大白兔吃坏了肚子，表现为不爱吃食、便秘。小明想起课堂上老师讲过足三里穴可以调整胃肠功能，于是他就想设计一个实验验证足三里是否能调整胃肠功能，希望通过这次实验治好自己的大白兔。

问题一：小明应如何设计自己的实验，才能证明足三里穴位的功能？

问题二：科研设计有哪些内容？科研设计的三要素是什么？科研设计的四原则是什么？

问题三：如果你是小明，你如何设计自己的实验？请根据以上内容或个人兴趣，完成一个科研实验设计。

【实验目的】

自行设计实验是在一定的条件下，由学生根据所学的知识自行设计并独立完成实验的全过程。本实验结合第一章所学的知识，旨在培养学生科研设计的思维方法，使学生熟悉针灸科研的基本程序，掌握实验设计的基本内容和原则。

【实验对象】

文献资料。

【实验器材】

图书资料、相关数据库、计算机。

【实验步骤】

1. 选题：根据个人兴趣，确定实验研究或临床研究的题目。在整个科研工作中，提出问题往往比解决问题更困难，就研究者本身而言，在自己研究领域内发现和提出一个有科学意义的问题，本身就是不断深入和探索的成果。

2. 文献检索：确立选题后，进行相关文献的查找和收集，包括选题目的国内外研究进展、现状、发展趋势以及存在的问题，以确定选题的创新性、可行性和研究意义。文献检索应贯穿整个科学研究，通过文献检索可以起到掌握前沿、发现问题、完善假说、避免重复和扩大视野的作用。

3. 实验设计：实验设计要遵循"三要素"和"四原则"，既要符合专业特点和要求，又要满足统计学规范。实验针灸科研设计的基本要素包括实验对象、干预（处理）因素、实验效应（观察指标）。实验设计是否正确主要取决于基本常识和专业知识。按照随机、对照、重复、盲法"四原则"和常用设计方法，确定实验方案。并对科研设计的三个基本要素做出合理安排，实验方法应可行、合理、科学。

【注意事项】

1. 实验设计时，要注意各项实验基本要素的标准化及选择指标的特异性和客观性，以及存在实验误差的可能性，所选指标不一定复杂，能与实验目的相适应即可。

2. 正确选择合理的数据统计方法。

3. 可分小组讨论后，撰写出科研设计，报告论证后实施。

4. 在实验设计中，针对处理因素应注意以下几点：

（1）突出处理因素的主导作用，控制非处理因素对实验效应的影响。

（2）处理因素的适宜数量：处理因素可有一个或多个。如只观察一个因素的作用，即单因素，宜采用单因素设计；也可以是多个因素联合进行，即多因素，宜采用多因素设计（如正交设计）。根据实验需要进行恰当的选择。

（3）处理因素的适宜强度：处理因素的强度指处理因素的大小、强弱和轻重。具体选择时，处理强度要适宜，既要防止过强导致严重伤害受试对象，使实验无法进行或坚持到底，又要防止过弱导致观察不到应有的效应。

（4）处理因素的标准化：在整个实验过程中对处理因素的性质、方法进行标准化，在实验中严格执行，不得轻易变更，以保证试验的一致性、结果的可靠性。

## 实验三　自行实验设计（二）

【实验目的】

为充分调动学生的主观能动性，在老师的指导下，不再受实验指导的约束"循规蹈矩"，独自完成从实验设计到动手操作、结果总结分析、成文汇报的全过程，培养学生理论联系实际和因地制宜的素质，强化学生的创造性思维和基本操作技能，使学生掌握初步的科研工作方法。

【实验对象】

根据实验设计而定。

【实验器材】

根据实验设计而定。

【实验步骤】

1. 立题：以实验组为单位，学生根据已学的知识，利用图书馆或相关数据库查阅所需的中、英文资料。了解国内外研究现状，集体酝酿讨论，确立一个既有科学性又有一定新意、可操作性强的选题和实验方案。

实验设计方案的内容和格式如下：

（1）立题依据（实验目的意义、欲解决的问题和国内外研究现状）。

（2）研究内容、方法和技术路线（如研究哪些项目、设立哪些观察指标、采用什么方法、整个实验进程的安排等）。

（3）预期结果、可能遇到的困难和问题及解决措施。

（4）动物、药品、器材的详细预算，其内容和要求包括：

①动物：品种、性别、体重、数量、使用时间。

②药品：规格（即药品的单位剂量，如 mg/mL、mg/ 片等）、剂型（如针剂、片剂、粉剂）和使用总量。

③器材：型号、规格和数量。

2. 根据上述设计方案内容向指导老师汇报修改后的方案，征得老师意见后，对方案作进一步完善。

3. 实验准备：学生根据预定的实验方案，提前向实验室提交实验所需的药品、器材清单，由实验室老师做好准备。在实验开始前按要求做好药品、试剂的配制和动物的预处理。

4. 预实验：学生可根据自己的时间进行预实验，在非实验课时间需提前通知并得到实验室老师的准许，做好各项实验原始记录，整理好实验结果并向指导老师汇报。如有需要更改、重做和补充的地方，在正式实验时加以更正。

5. 正式实验：按照实验设计完成实验，如预实验的结果很理想，则实验即告完成，不必再做正式实验。

6. 论文撰写：将实验所得的数据进行整理分析，按科学论文写作规范写出论文并制作 Power Point 幻灯（汇报时用），同时上交论文和幻灯（老师评分时用）。

7. 汇报答辩：由实验组选派代表，向老师和全班同学汇报实验工作，全班同学和老师进行提问与点评，全组同学进行答辩。评分由教师评定、学生小组互评和研究小组内评三部分组成，依据是每组每个学生在整个实验中动手能力、论文质量及方案设计情况等方面的贡献等，各部分成绩折成总分汇入。

【注意事项】

1. 选题题目不宜过大，由老师根据设计方案的需要性、科学性、创新性、可行性及实验室相关条件进行审阅并确定取舍（如对不符合自行设计的抄袭方案予以取消）。

2. 受试对象选取应注意受试对象对被施加的处理因素应有较高的敏感性，容易显示效应；受试对象对被施加的处理因素应有较强的特异性，排除非处理因素干扰；受试对象对被施加的处理因素的反应有较大的稳定性，减少误差；受试对象容易找到，费用低。

# 第二节　针灸作用理论的实验

### 实验四　循经感传的测定

**【实验目的】**

掌握循经感传（包括显性感传和隐性感传）的测定方法，了解循经感传的基本特征。

**【实验对象】**

健康人群。

**【实验器材】**

电针仪、毫针、消毒棉签、软尺、秒表、小叩诊锤、记号笔、钟形听诊器、生理盐水纱布。

**【实验步骤】**

1. 循经感传的测定

（1）受试者平卧，安静休息 5 分钟以上。

（2）先将电针仪的参考电极（无关电极）用生理盐水纱布包裹置于一侧小腿上固定，输出脉冲频率调至 5 ～ 10Hz，将电针仪先试刺激受试者任一井穴，调节输出电流强度，以受试者有明显的麻胀感为度。

（3）再用电针仪的探测电极依次刺激四肢各条经脉的原穴，按所学的相关标准记录各经感传情况，并对受试者循经感传程度予以评价。

2. 感传基本性质的观察

（1）暴露一侧的上肢或下肢，用毫针刺入曲池或足三里穴，捻转毫针使之得气。

（2）令受试者主诉感传方向、路线、性质、宽度和感传所到器官的效应。

（3）用软尺测量感传路线的长度，用秒表测量感传时间，计算出感传速度（感传速度＝感传路程/感传时间）。

（4）用手指按压经脉线，观察有无感传阻滞情况。

3. 隐性感传的观测：受试者静卧，在中冲穴处固定湿电极，同侧小腿固定无关电极，逐渐加强电流强度到能耐受为度。在感传未到达的心包经上用小锤轻轻叩击 10 个等距截面，找出各截面上针感放射点，用记号笔标出，全部测完后用另一种颜色记号笔标出经典穴位，并自中冲穴至曲泽穴做一连线，测量各叩击敏感点距离此线的距离，以在 0.5cm 以内为阳性，超过 0.5cm 为阴性，然后算出阳性点的百分率。

4. 高叩诊音的观测：在另一只手上先用红色笔标出心包经穴位点并连接成线，同样以电极刺激中冲穴引起心包经感传现象，再以钟形听诊器固定于曲泽穴上，在心包经连线上选取 10 个截面（尽可能包括所有穴位点在内）。垂直叩击心包经上穴位点及两侧各 1cm 处对照点，每点连续叩击 2 次，3 点轮流交替叩击，反复进行。听诊者闭目静听何点为高叩诊音，报告给叩击者，并用蓝色笔标出。最后统计高叩诊音点是否与心包经连线重合。以在 0.5cm 以内为阳性，超过 0.5cm 为阴性。计算出阳性率。

【注意事项】

1. 尽可能地保持实验场所的安静，测试前受试者平卧安静休息 5 分钟以上。

2. 探测电极和参考电极要放置于身体的同侧，避免电流直接经过心脏。

3. 实验开始前检查电针仪的各项设置是否归零。由小到大缓慢调节电流，以受试者能耐受为度。

4. 探测时，电流强度从小到大逐渐增加，但以受试者能耐受（无痛）为度。

5. 室温应在 22～30℃。

## 实验五　穴位电阻的测定

【实验目的】

了解穴位电阻的生物物理特性，掌握腧穴电阻探测技术，观察健康人两侧同名经的井穴、原穴电阻的对称性，了解疾病状态下患者两侧电阻的失衡现象，掌握腧穴诊断技术。

【实验对象】

健康学生。

【实验器材】

经络腧穴电阻探测仪，培养皿，红、蓝、黑水彩笔，生理盐水，75% 乙醇，棉签等。

【实验步骤】

1. 腧穴低电阻特性探测

（1）在受试者身上按经典取穴方法找出合谷、内关、尺泽、足三里、阳陵泉、三阴交、太冲，左右共 14 个穴位。以穴点为中心、直径 1cm 的圆圈内作为穴区。旁开对照测试点选在各穴旁开的非经非穴处，可选 1～2 点。用棉签蘸 75% 乙醇轻轻将穴区皮肤擦净后，以红色水彩笔于穴点处做标记。

（2）受试者静卧 10 分钟，使精神及肌肉放松。受试者手握无关电极（参考电极），测试者将探测电极端头用生理盐水棉签轻轻擦拭，置于被测定处，要求压力恒定，打开测试开关进行测定，观察并记录测定值。

2. 健康人体两侧井穴、原穴皮肤电阻对称性观察

（1）按经典取穴方法找出受试者两侧的井穴少商、商阳，原穴神门、大陵。用 75% 乙醇棉签清洁穴区后，以红色水彩笔标出。

（2）受试者静卧 10 分钟，使精神及肌肉放松。测定方法同上。

【注意事项】

1. 保持皮肤清洁干燥，每次测定前皆用生理盐水棉球擦拭探测电极，棉球润湿程度

应一致，探测皮肤的压力恒定。

2. 对照测试点与穴位顺序交叉进行测试。

3. 测试自始至终由同一个人操作，以减少人为误差。

4. 若在同一点重复测试，需等待 15 ～ 20 分钟后再进行。

## 实验六　实验性胃溃疡家兔耳郭皮肤电阻变化的观察

【实验目的】

通过对实验性胃溃疡家兔耳郭皮肤电阻的测定，明确胃溃疡与耳穴电阻值变化之间的关系。

【实验对象】

健康成年家兔，雄性，2 ～ 2.5kg。

【实验器材】

兔台，75% 乙醇，20% 氨基甲酸乙酯（乌拉坦），40% 醋酸，消毒棉签，手术器械，20mL、2mL、1mL 注射器，记号笔，经络腧穴电阻探测仪。

【实验步骤】

1. 家兔称重并固定于兔台上。

2. 用乙醇棉签擦洗双侧兔耳，待其干燥后，自家兔耳根至耳尖连成一线，分别于上 1/3、下 1/3 处做两条横线，将耳郭分为 6 个分区（图 3-1）。

3. 将参考电极与家兔另一耳共置于生理盐水烧杯中，以测试电极测试各耳区电阻，测定方法及其注意事项同实验五。所有家兔都进行测定，以测定 3 次的平均值作为基础值。

4. 将家兔分为两组，其中一组耳缘静脉注入 20% 氨基甲酸乙酯（1g/kg）以麻醉。将麻醉后的家兔，腹部用 75% 乙醇消毒，于剑突下正中偏左处做一切口，暴露胃部。于胃小弯处用注射针头刺入浆膜和肌层，注入 40% 醋酸

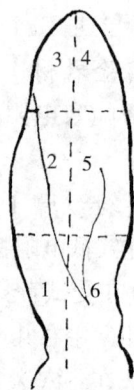

图 3-1　家兔耳郭分区示意图

0.2 ～ 0.4mL 于黏膜下层，然后关闭腹腔，缝合伤口，并用消毒纱布包扎。连续 3 天肌内注射青霉素（每天每只 40 万 U），以防感染。

5. 取另一组家兔，按上述方法，以相同时间进行麻醉、腹部切开，但不做胃的人工溃疡处理，然后缝合。

6. 一周后，用经络腧穴电阻探测仪分别测定上述两组家兔耳郭相同位置的电阻值。

7. 比较手术前后以及人工胃溃疡与非溃疡两组家兔之间耳郭电阻值。

【注意事项】

1. 耳郭分区后可任意设定每区的编号。

2. 剑突下做切口暴露胃部时，如有出血，需做止血处理。

3.注射造模后，应将大网膜固定于注射处，使之覆盖注射处以防穿孔。

## 实验七　两侧同名经井穴电阻对称性的观测

【实验目的】

掌握腧穴电阻探测技术，了解健康人两侧同名经井穴电阻具有对称性而患者存在电阻失衡的现象，掌握腧穴诊断技术。

【实验对象】

健康成人或病人。

【实验器材】

NQ-1B内启电子针灸仪、培养皿、水彩笔、生理盐水、75%乙醇、棉签等。

【实验步骤】

1.按经典取穴方法找出受试者十二经两侧的井穴，用乙醇棉签清洁穴区后，以水彩笔标出。

2.受试者静卧10分钟，精神及肌肉放松。

3.测试者将仪器调整如下：

（1）将治疗强度"Ⅰ"和"Ⅱ"调至"0"。

（2）打开电源开关（左边"A"键指示灯亮），预热2分钟。

（3）将两个夹式电极蘸上自来水或生理盐水，并列夹在拇、食二指间的"虎口"处，两电极夹的探测极（有红色标记者）固定于手背面，参考极（无标志者）固定于手掌面，各电极面应与虎口处皮肤完全紧密接触。导线另一端分别插入仪器左侧的"诊断输入A"和"诊断输入B"。

（4）按下"A""B"键，"平衡微调"旋钮上方的液晶显示器显示数字。

（5）将"平衡微调"按顺时针或逆时针方向缓慢旋转至显示器显示的数字为1.000（允许变动范围为±0.010），将"平衡微调"旋钮保持不变。

4.仪器调整后，测试者将夹式电极分别固定在受试者左右同名经井穴上，使电极夹探测极紧贴井穴，参考极紧贴指（趾）腹（测足心的涌泉穴时，需张开电极夹，使探测极紧贴涌泉，参考极紧贴与涌泉对应的足背面皮肤，测每对井穴时电极均需蘸水）。

5.电极安置稳妥且显示器显示的数字基本稳定后，读取数值并记录，此即左右同名穴电阻比值。健康青年学生此比值近于1.000±0.200，而某脏、腑或某条经脉气血失调时，则比值超过此范围。

【注意事项】

1.保持皮肤清洁干燥。

2.各经井穴测定顺序为：肺经－大肠经－心包经－三焦经－心经－小肠经－脾经－胃经－肝经－胆经－肾经－膀胱经。

3.测试从始至终由一个人操作，以减少人为误差。

## 实验八　艾灸对穴位电阻的影响

【实验目的】

掌握穴位电阻的探测方法，了解艾灸对皮肤电阻的影响。

【实验对象】

健康成年人。

【实验器材】

PowerLab 多导生理记录仪、导电膏、75% 乙醇棉球、棉签、生理盐水、纱布、记号笔、清艾条等。

【实验步骤】

1. 首先确定好内关穴位置（双侧取穴），以记号笔标出。在穴位 1cm 范围内用 75% 乙醇轻轻涂搽。在与经络垂直处，穴位尺侧旁开 1cm 取一点作为对照点。

2. 受试者安静休息 10 分钟以上，打开电脑和 PowerLab 记录仪，选择工作界面，连接电阻抗换能器，设置参数。

3. 将无关电极用蘸有生理盐水的纱布包裹后，握在受试者手中。将探测电极蘸少许导电膏后分别置于穴位与对照点，观察该穴位电阻值，每个观察点待数值稳定后停止注意事项：探测者应将探测电极垂直轻放于穴位皮肤表面，力量要前后基本一致，要求由一个操作者完成；探测电极每次探测前都蘸导电膏，以消除接触电阻，测完马上用乙醇棉球轻轻擦去皮肤上的导电膏。

4. 左内关穴温和灸 10 分钟后，观察左右内关穴与对照点的电导，与原来比较有何变化，记录实验结果。

电导与电阻单位转换公式如下：电导 =1/ 电阻　　$1/S=1\Omega$　　$1/\mu S=10^{6}\Omega$

## 实验九　针刺对穴位电阻的影响

【实验目的】

掌握穴位电阻的探测方法，了解针刺对皮肤电阻的影响。

【实验对象】

健康成年人。

【实验器材】

PowerLab 多导生理记录仪、导电膏、75% 乙醇棉球、棉签、生理盐水、纱布、记号笔、一次性毫针（0.30mm×40mm）。

【实验步骤】

1. 首先确定好曲池、合谷穴位置（双侧取穴），以记号笔标出。在穴位 1cm 范围内用 75% 乙醇轻轻涂搽。在与经络垂直处，穴位外侧旁开 1cm 取一点作为对照点。

2. 受试者安静休息 10 分钟以上，打开电脑和 PowerLab 记录仪，选择工作界面，连接电阻抗换能器，设置参数。

3. 将无关电极用蘸有生理盐水的纱布包裹后，握在受试者手中。将探测电极蘸少许导电膏后分别置于穴位与对照点，观察该穴位电阻值，每个观察点待数值稳定后停止。注意事项：探测者应将探测电极垂直轻放于穴位皮肤表面，力量要前后基本一致，要求由一个操作者完成；探测电极每次探测前都蘸导电膏，以消除接触电阻，测完马上用乙醇棉球轻轻擦去皮肤上的导电膏。

4. 左曲池穴针刺得气后捻转 1 分钟留针 20 分钟，然后观察左右曲池、合谷穴与对照点的电导，与原来比较有何变化，记录实验结果。

电导与电阻单位转换公式如下：电导 =1/ 电阻

## 实验十　"大椎"穴放血对家兔体温的影响

【实验目的】

观察"大椎"穴放血对家兔体温的影响，进一步理解大椎退热效应。

【实验对象】

健康成年家兔，体重、性别均相同。

【实验器材】

半导体数字体温计、兔固定盒、内毒素（20EU/ 支）、5mL 注射器、注射用针头、凡士林、胶布、纱布、剪刀。

【实验步骤】

1. 取体重、性别均相同家兔 2 只（分别为 A 兔、B 兔），将家兔放入兔固定盒。

2. 将家兔头露出盒外，耳缘静脉及大椎穴区剪毛。

3. 将半导体数字体温计探头（涂凡士林）缓缓插入兔肛门内 2 ～ 3cm 并用胶布固定，打开数字体温计，测定正常体温，并记录。

4. 待体温稳定后，由兔耳缘静脉注射内毒素（2EU/kg），然后每隔 5 分钟记录肛温一次，观察肛温上升情况。

5. 待家兔肛温上升到 37℃以上、38.5℃以下时，放血组在大椎行碘伏消毒后放血。

6. 放血后两兔仍每 5 分钟测肛温一次，连续观察 1 小时。

7. 绘制两只家兔体温变化曲线或时间 – 效应曲线，并进行对比分析。

【注意事项】

1. 剪毛区域是耳缘静脉明显处，且不要剪破皮肤。

2. 室温要相对恒定。

3. 造模亦可用诊断用大肠杆菌内毒素菌液（1mL 中含大肠杆菌内毒素 1μg），按 1mL/kg 的剂量注射；或用伤寒 "O" 菌液（每毫升 70 亿），按 0.2mL/kg 的剂量从兔耳缘静脉注射。

4. 测肛温时动作要轻巧，顺着直肠方向缓缓插入，避免损伤肛门。

## 实验十一 针刺镇痛作用的穴位特异性

【实验目的】

利用光照辐射发热致痛，以小白鼠出现甩尾动作的时间作为痛（反应）阈，观察针刺镇痛的穴位特异性。

【实验对象】

20g 左右的雌性小白鼠 6 只。

【实验器材】

G6805 多用电针仪、数显光照测痛仪、小鼠固定器架、小鼠固定台、苦味酸、棉签、25mm 毫针。

【实验步骤】

1. 用苦味酸分别在小白鼠背部编号。

2. 将小白鼠装入固定器中，露出尾部，然后将小白鼠放置到测痛装置上，尾部搁在光照区上，尾尖与刻度线对齐。

3. 打开电源，按"设置"键，调整功率为 36W，然后按"运行"键再按"设置"键显示屏显示"0.00"，用鼠尾堵住光感应点，待测定灯开始闪烁时按下"开始"键，显示屏上就开始计时，待小白鼠产生甩尾动作时仪器自动停止光照，在鼠尾光照部位做标记，记录测痛仪显示屏上时间。取下小白鼠，隔 5 分钟重测一次。每次光照部位应为同一点，把 3 次从加热到出现甩尾时间的平均值作为基础痛阈。测下一只小鼠时直接按"开始"键。

4. 选取基础痛阈在 5 ～ 10 秒（仪器有保护装置，到 16 秒会自动停止）的小白鼠，随机分为两组。一组电针"足三里"，一组电针"环跳"双侧取穴，电针仪输出采用疏密波，强度由小到大，直到双腿肌肉出现轻微抖动，通电 15 分钟。

5. 电针后的痛阈测定。测量方法同 3，每只小鼠测 3 次，把 3 次从加热到出现甩尾的时间的平均值作为针后痛阈。痛阈提高百分率 ＝（针刺后痛阈 － 针刺前痛阈）÷ 针刺前痛阈 ×100%

6. 关闭光照测痛仪时，先按"运行"键，使仪器恢复到开始打开时显示屏显示北京时间的状态，再关闭电源。

【注意事项】

1. 不要选择平时喜甩尾巴或局促不安的小白鼠作为实验对象。

2. 光照测痛仪加热后必须冷却 1 分钟再进行第二次加热。

# 第三节 针灸作用技术的实验

## 实验十二 不同针刺手法对家兔膀胱内压的影响

【实验目的】

以膀胱内压变化为指标，采用不同针刺手法，观察针效的差异，初步验证和探讨针刺效应的影响因素。

【实验对象】

健康成年家兔，雄性，体重 2 ~ 2.5kg。

【实验器材】

生理记录仪、兔台、导尿管、三通管、人工呼吸器、手术器械、注射器（50mL、10mL、5mL）、20% 氨基甲酸乙酯、20% 葡萄糖液、液状石蜡、0.2% 三碘季胺酚、生理盐水、毫针、电针治疗仪、2% 利多卡因注射液、广口保温瓶。

【实验步骤】

1. 麻醉：取家兔称重后，由耳缘静脉缓慢注入 20% 氨基甲酸乙酯（按 5mL/kg 剂量），麻醉后将家兔仰卧位固定于兔台上。

2. 插导尿管：先在导管上涂上液状石蜡，在尿道口滴几滴普鲁卡因后再插入，插好后用线连阴茎头和导尿管一起扎紧固定。

3. 连接压力换能器：导尿管的另一端与压力传感描记装置相连，放开导尿管夹，使之与膀胱相通（图 3-2）。

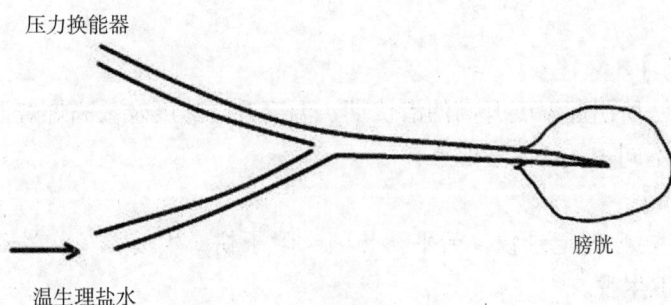

**图 3-2 三通管连接示意图**

4. 注入肌松剂：切开气管，插入套管，连接人工呼吸器，调匀呼吸后，静脉注射三碘季胺酚（2mL/kg）。

5. 家兔膀胱内压观察

（1）先抽尽膀胱内残余尿，观察排空状态的膀胱内压。

（2）注入温生理盐水（37℃），分别于每次注入 10mL 后观察膀胱内压与容量变化的关系和引起排尿收缩时的注水量、内压数值。

（3）调整膀胱充盈度（抽出少量注水），使其充水量为引起排尿容量的 4/5，再观察并记录其内压曲线变化。

6. 针刺处理

（1）手针家兔"次髎"穴（双侧），捻转手法，4 次 / 秒，运针 2 分钟，观察膀胱内压数值变化。

（2）手针家兔"三阴交"穴（双侧），捻转手法，4 次 / 秒，运针 2 分钟，观察膀胱内压数值变化。

（3）电针家兔"次髎"穴（双侧），频率 4Hz，连续波，强度根据家兔耐受程度逐渐加大，电针 2 分钟，观察膀胱内压数值变化。

（4）手针家兔"次髎"（双侧），提插手法，4 次 / 秒，运针 2 分钟，观察膀胱内压数值变化。

以上每一项都观察 3 次，每次间隔 5 ～ 10 分钟，记录观察结果。

【注意事项】

1. 导尿管宜深插（5 ～ 6cm），插入膀胱后压迫耻骨上方，若有尿液流出说明插管深度适当。

2. 家兔的膀胱容量有一定的个体差异，所以必须通过步骤 5 探明膀胱容量和排尿临界容量，才能保持其充盈状态基本相同，以利于针刺效果比较。

3. 膀胱内要灌一定量的温生理盐水，以保持内压（50 ～ 60mmH$_2$O）。

4. 使用前必须将三通管内空气排尽。

## 实验十三　不同灸法温度曲线特点的观测

【实验目的】

比较不同灸法所引起温度升高的潜伏期、温度升降速度及最高燃烧温度的差异。通过温度曲线反映不同灸法刺激量的差异。

【实验器材】

PowerLab 多导生理记录仪、天平、艾绒、附子饼、生姜、一次性毫针（0.30mm×40mm）、火柴、卫生香。

【实验步骤】

1. 在天平上准确称取 0.2g 艾绒 6 份，捏成高 1cm 左右、大小一致的艾炷。

2. 另用 0.2g 艾绒 1 份，捏成高 0.5cm 左右，底面积与前相同的艾炷。

3. 称取 0.1g 和 0.3g 艾绒各 1 份，捏成和步骤 1 中松紧度相同的艾炷。

4. 打开电脑和生理记录的 1 通道，选择工作界面，连接温度传感器，走纸速度设置成 0.5mm/s 左右。

5. 观察不同松紧度（0.2g，1cm 和 0.5cm 高的艾炷）隔附子饼灸的温度曲线。

6. 观察不同重量（0.1g、0.2g、0.3g 的艾炷）隔附子饼灸的温度曲线。

7. 观察单炷（0.2g 艾炷）隔附子饼灸、隔姜灸、温针灸的温度曲线。

【注意事项】

1. PowerLab 多导生理记录仪的温度探头为热敏探头，感知所接触物体表面的温度，不同灸法中的媒介物不同，热传递的速度也不同，故可产生不同的温度曲线。

2. 所有的艾炷都由同一位同学制作完成。

3. 注意用火安全。

## 实验十四  电针参数测定

【实验目的】

通过测定 G6805 Ⅱ型电针治疗仪的输出参数，如波形、频率、强度、波宽等，以加深了解电针仪的性能，更好地掌握电针仪的使用方法。

【实验器材】

PowerLab 多导生理记录仪、G6805 Ⅱ型电针治疗仪。

【实验步骤】

1. 分别打开 PowerLab 多导生理记录仪电源和 G6805 Ⅱ型电针治疗仪计算机电源。

2. 选择 PowerLab 多导生理记录仪的工作界面，连接生物电探测电极，设置工作参数。

3. 将电针仪输出端分别与多导生理记录仪输入端的两极相连（记录仪输入端正负极分别与电针仪正负电极相连）。

4. 将电针仪波形选择旋钮分别置于"连续""疏密""断续"位置，输出强度旋至 1～2 挡，调整生理记录仪的工作参数，观察显示器屏幕上显示出的三种波形，并将其保存下来。

5. 测量连续波波宽：将电针仪输出强度旋至 1～2 挡，频率旋置最大挡，波形选择"连续"，调整显示器中 X 轴和 Y 轴灵敏度 v/div，使波宽达 2～3 格，结合 X 轴灵敏度 v/div 计算其波宽，将测定结果填入实验报告中。

6. 测量连续波波幅（固定频率，测量波幅）：将电针仪波形选择"连续"位置，频率旋取最大挡，强度旋钮分别置于"1""2""3""4"挡，电针仪输出端串联一个 1kΩ 定值电阻，调整 Y 轴灵敏度 v/div，结合 Y 轴灵敏度 v/div，计算脉冲幅度，将结果填入实验报告中。

【注意事项】

生物电探测电极正负极分别与电针仪正负电极相连，不要接错。

# 第四节　针刺作用效应规律的实验

## 实验十五　电针"足三里"穴对小鼠痛阈影响的实验观察

【实验目的】

观察针刺对不同小鼠痛（反应）阈的影响，验证针刺整体性调节的作用特点。

【实验对象】

普通级小白鼠，18～20g，雌雄不拘。

【实验器材】

电针仪、小鼠固定台、固定夹、秒表、苦味酸、75% 乙醇消毒棉签、电热测痛器或智能热板仪、一次性毫针（0.30mm×13mm）或皮内针、医用胶布。

【实验步骤】

1. 用苦味酸分别给小白鼠编号。

2. 将小白鼠分别固定于鼠台上，用一个固定夹夹住小白鼠的颈部，另一个固定夹夹住腰部，再用医用胶布包上小铁圈粘在小白鼠的尾端。

3. 将固定好小白鼠的鼠台放置到测痛装置上，依靠磁铁的吸力将其吸住，将鼠尾放置于电热丝上（尾部由于黏贴重物的作用自然下垂）。标记加热部位。

4. 按动电源开关的同时，立即按动秒表，电热丝加热，温度逐渐升高，待小白鼠产生甩尾动作时立即按下秒表计时，将鼠台从测痛装置上取下，关上电源，记录秒表显示的时间。隔 5 分钟重测一次，两次加热同一部位，把两次从加热到甩尾出现时间的平均值作为基础痛阈。

5. 选取基础痛阈在 5～10 秒的小白鼠，75% 乙醇棉签消毒腧穴后分别电针小白鼠"足三里"，采用连续波，频率 2Hz，强度 1mA，通电 15 分钟后测定痛阈（方法同上）。

6. 比较电针组与非电针组小鼠痛阈值。

【注意事项】

1. 不要选择平时喜甩尾或局促不安的小白鼠为实验对象。

2. 固定不可太紧，以不使小鼠跳出为宜。

3. 电热丝加热后，必须完全冷却，才可进行第二次。

4. 本实验亦可选用智能热板仪作为测痛器，此时应选用雌鼠。

5. 可采用大鼠、其他穴位及干预方式进行实验研究。

## 实验十六　电针对家兔小肠运动调整作用的实验观察

【实验目的】

掌握家兔小肠运动异常模型的复制方法，并观察电针"足三里"穴对家兔异常小肠运动的调整作用，加深对针刺调节作用的理解。

【实验对象】

健康普通级成年家兔，雌雄不拘，体重 2.0 ～ 2.5kg。

【实验器材】

生物机能监测系统，张力换能器，电针仪，一次性毫针（0.30mm×25mm），水浴锅，温度计，保温方盘，万能支架，竹夹，双凹夹，兔台，蛙心夹，手术器械（手术刀、止血钳、剪刀、眼科镊等），喇叭形玻璃管，吸管，1mL、20mL 注射器，台氏液，新斯的明，肾上腺素，20% 氨基甲酸乙酯，婴儿秤，纱布若干，不锈钢杯，棉球，75% 乙醇，安尔碘，生理盐水，静脉输液针头。

【实验步骤】

1. 抓取、称重。

2. 麻醉。用 20% 氨基甲酸乙酯溶液，耳缘静脉麻醉（按 5mL/kg 剂量），麻醉成功后将家兔仰卧位固定于兔台上。

3. 沿腹中线做 4 ～ 5cm 切口，依次切开皮肤、肌肉，暴露腹腔即可见小肠，选取一段小肠按下法固定：

（1）在此段小肠的两端（相距 2cm 左右）穿线，取喇叭形玻璃管，先把小肠一端丝线穿管缘孔结扎，把预先从管上口引下的蛙心夹夹在肠段中央，再把小肠另一端丝线穿管缘孔结扎。从喇叭形玻璃管滴入生理盐水，保持小肠组织生理状态。

（2）将喇叭管用木夹固定于万能支架上，从喇叭管上口引出线系在张力传感器杠杆上，将张力传感器与生物机能监测系统相连，调整位置，使线垂直并避免碰在喇叭管壁上，并保持一定紧张度。

4. 打开生物机能监测系统，选择其中一个通道描记张力（灵敏度适中，时间常数为 2 秒，滤波 100Hz，速度 20mm/min）。

5. 待记录曲线较稳定后，描记正常曲线 20 分钟。

6. 将家兔随机分为两组，一组耳缘静脉注射新斯的明（0.15mg/kg），另一组耳缘静脉注射肾上腺素（0.10mg/kg），描记曲线。

7. 立即电针两组家兔"足三里"穴，频率用 2Hz，连续波，强度 2mA，持续 5 分钟后重复步骤 5，待曲线基本恢复正常后停止针刺，并停止描记。

8. 比较针刺前后两条曲线，分析电针对不同状态下家兔小肠蠕动的调节作用，写出实验报告。

【注意事项】

1. 步骤 4 与步骤 5 参数可做调整，使描记曲线达到理想线形。参数一经确定就不能再变动。

2. 也可选择其他药物作为胃运动促进剂或抑制剂。

3. 耳缘静脉麻醉时，麻醉药的前 50% 剂量可较快注入，待兔安静后则可缓慢地注入后 50% 剂量，并注意观察兔的呼吸状态和角膜反应，以角膜反应消失作为标准评价麻醉效果，避免剂量过大导致家兔死亡。

## 实验十七　电针"足三里"穴对家兔末梢血白细胞数
## 影响的时间 – 效应曲线观察

【实验目的】

观察针刺"足三里"穴对机体免疫功能的影响以及针刺效应与时间之间的关系（针刺的时间 – 效应曲线）。

【实验对象】

健康普通级成年家兔，雌雄不拘，体重 2.0～2.5kg。

【实验器材】

电针仪、婴儿秤、光学显微镜、10mL 试管、血细胞计数室、计数器、盖玻片、微量取血器、移液管、一次性毫针（0.30mm×25mm）、剪刀、不锈钢杯、三棱针、75% 乙醇、白细胞稀释液（醋酸甲紫溶液）、棉签若干。

【实验步骤】

1. 准备 6 只试管（2 只备用），标明序号，每只内装 0.38mL 白细胞稀释液。

2. 抓取家兔，称重并固定。

3. 电针"足三里"穴（双侧）2 分钟，频率 2Hz，连续波，强度 2mA。

4. 采血：在针前、针后 5 分钟、15 分钟、30 分钟、60 分钟各取血 1 次。

（1）剪毛，用 75% 乙醇棉签消毒皮肤后，于耳缘静脉处用三棱针刺破取血，擦去第一滴血（因混有组织液）。

（2）用微量吸管取血至 20μL。

（3）采血后，立刻将血放入白细胞稀释液（醋酸甲紫溶液）管中，反复抽吸管内血液，摇匀，待测。

5. 计数方法：先将玻片盖在血细胞计数室上，设置盖玻片与平台之间的距离为 0.1mm，用吸管将液体滴加在其边缘，靠虹吸现象吸入。

四角的大方格各由 16 个中方格组成，适用于细胞计数。用低倍镜（目镜 ×10，物镜 ×10），计算细胞计数室四角的 4 个大方格内的白细胞总数，按次序数各格内的白细胞（压线者计上不计下，计左不计右）。数四角 4 个大方格的白细胞总数，取其平均值 = 白细胞总数 /4，则白细胞数 /mm³= 均值 ×10×20。

说明：计数血细胞使用血细胞计数板，由于血液在体外易凝固，细胞数量太多，无法直接计数，所以将血液稀释后在镜下计数一定容积稀释液中的血细胞个数，再将结果换算成每立方毫米血液中的血细胞个数。

【注意事项】

1. 采血次序宜从耳尖向耳根进行，本实验采血次数多，采血时间要严格按时进行，采血要迅速，以免血液凝固。可采用双侧耳缘静脉交替取血。

2. 血样试管编号不得混乱，采血须待乙醇挥发后进行，否则不成滴。

3. 不可挤压组织出血。

4. 可用 75% 乙醇多次擦拭耳缘静脉使血管充盈，更有利于采血。

5. 采血管必须干燥，采血时下口必须全部接触血滴。

6. 血细胞计数池分别用水和 75% 乙醇进行清洗，然后用擦镜纸擦净，方可重复使用。

7. 采血的吸管用后应立即用大烧杯中的生理盐水清洗，再用小烧杯中的 75% 乙醇清洗晾干备用。

## 实验十八　电针合谷穴对健康人体痛阈影响的时间 – 效应曲线观察

【实验目的】

通过针刺镇痛效应，观察针刺作用的时间 – 效应特点，了解痛阈的测定方法。

【实验对象】

健康成年人，男女各半。

【实验器材】

痛阈测定仪、电针仪、一次性毫针（0.30mm×40mm）、饱和氯化钾（KCl）溶液、生理盐水、棉签、胶布、纱布块、弯剪、75% 乙醇。

【实验步骤】

1. 受试者平躺于检查床上，将 $K^+$ 刺激电极（阳极）用胶布紧贴于耳垂部，无关电极握于同侧手中。

2. 测痛仪取 5mA 量程挡，由受试者本人控制开关，开启电键，待受试者感到疼痛时，自己按下停止电键，测试者记下疼痛时的毫安数即为痛阈，关闭测痛仪，调至零位，每隔 3 分钟测 1 次，共测 3 次，取其平均值作为基础痛域。

3. 将受试者随机分为两组，一组为针刺组，一组为对照观察组。

4. 针刺组针刺合谷穴（双侧）得气后，负极接合谷穴，正极接生理盐水浸湿的纱布置于同侧合谷穴附近，形成电流回路，频率 10Hz，连续波，强度以受试者能耐受为度，持续 20 分钟。

5. 针后 5 分钟、15 分钟、30 分钟分别测量痛阈，观察痛阈的变化。

6. 对照组也在相同时间段进行痛阈测定。

【注意事项】

1. 测痛仪刺激强度应由小到大，逐渐增加。

2. 针刺组待得气后再运针。

## 实验十九　针刺对小鼠耐缺氧能力影响的实验观察

【实验目的】

通过观察针刺对健康小鼠耐缺氧时间的影响，观察针刺效应与时间关系，明确针刺提高耐缺氧能力的效应，加强对针刺品质调节特点的理解。

【实验对象】

健康小鼠，雌雄不拘，体重 20±2g。

【实验器材】

100mL 广口瓶、小鼠固定板、一次性毫针（0.30mm×13mm）或皮内针、秒表、钠石灰（NaOH·CaO）、凡士林、记号笔、医用胶布、图钉、电子秤、75% 乙醇、棉球。

【实验步骤】

1. 在每个广口瓶内分别装入 4g 新鲜干燥的钠石灰，盖上盖子备用。

2. 将 6 只小鼠随机分为 A（针刺组）、B（对照组）两组，每组每只做好标记。

3. 分别将每只小鼠固定在实验板上，A 组小鼠针刺双侧"足三里"穴，捻转为主，平补平泻，行针 5 分钟后拔针。B 组仅给予与 A 组等时间的固定而不针刺。

4. 将上述处理后的每只小鼠分别装入盛有钠石灰的广口瓶内，迅速盖紧盖子，立即用秒表开始计时。

5. 随时观察瓶内小鼠的情况，发现小白鼠呼吸停止立即按下秒表，记录时间（呼吸停止的标准：小鼠停止挣扎，瞳孔变紫，胡须停止摆动，腹部呼吸运动停止）。

6. 比较两组小鼠耐缺氧时间（从小鼠装入瓶内盖紧盖子开始至呼吸停止的时间），绘制针刺效应与小鼠呼吸停止的时间曲线。

【注意事项】

1. 钠石灰要新鲜干燥，并用纱布包裹。

2. 小鼠装入瓶内后，要立刻盖上瓶盖。事先用凡士林在瓶口内侧涂抹，以保证广口瓶的密闭效果。

3. 分组时每只小鼠体重尽量相近且性别相同，差异保持在 1g 左右范围内。

4. 可分别采用"内关""合谷"和非穴点等作为对照，亦可使用艾灸。

5. 实验中可采用简易装置固定小鼠，即小鼠"俯卧"于 50mL 离心管表面，用医用胶布固定小鼠躯干及尾巴。

# 第五节　针刺作用效应的实验

## 一、针刺镇痛与针麻效应的实验

实验二十　电针"足三里"穴对家兔痛阈影响的实验观察

【实验目的】

选用 $K^+$ 透入测痛法，观察针刺对家兔痛阈的影响。

【实验对象】

健康成年家兔，雌雄不拘，2.5～3.0kg。

【实验器材】

痛阈测定仪、电针治疗仪、一次性毫针（0.30mm×25mm）、兔固定架、捆绳、饱和氯化钾（KCl）溶液、生理盐水、棉球、胶布、纱布块、弯剪。

【实验步骤】

1. 将家兔固定于兔架上，在兔耳中下部固定 $K^+$ 刺激电极，在其同侧前肢固定无关电极（固定部位需要剪毛，尽量暴露皮肤）。

2. 调整测痛仪在 10mA 量程挡，用正电极"小阶梯"挡测痛，以家兔挣扎作为耐痛阈的指标，观察针刺家兔耐痛阈，每隔 5 分钟测一次，共 3 次，取其平均值作为基础痛阈。

3. 电针双侧"足三里"穴，频率 10Hz，连续波，20 分钟，强度以针刺穴位局部肌肉微微抽动为度。

4. 电针后立即测耐痛阈，以后每隔 5 分钟测一次，观察耐痛阈的变化。一般测至针后 30 至 40 分钟。将结果分析讨论后写出实验报告。

【注意事项】

1. 确定耐痛阈时以家兔挣扎为准，应先测几次，选取一个明显的挣扎活动为指标，以后均以这一活动作为指标，并由同一人观测，另一人记录，注意应控制好测痛仪，以减少误差。

2. $K^+$ 刺激电极应接触良好，并用胶布固定稳妥，以免实验中接触不良而影响实验结果。

## 实验二十一　纳洛酮对针刺小鼠镇痛作用影响的实验观察

【实验目的】

观察腹腔注射纳洛酮对针刺镇痛作用的影响，进一步理解内源性阿片样物质在针刺镇痛中的作用。

【实验对象】

小鼠，雌雄不拘，体重 20±2g。

【实验器材】

鼠尾光照测痛仪、小鼠固定筒架、电针仪、2mL 注射器、纳洛酮（20μg/mL）、生理盐水、苦味酸、橡皮膏、鼠台、一次性毫针（0.30mm×13mm）。

【实验步骤】

1. 使用苦味酸对小鼠进行标号，将小鼠放入小鼠固定筒架中。

2. 将小鼠固定筒架的后盖取下，随后将前端滑动塞取下，把空管放平，提小鼠尾部使其自己从筒后端钻入，装上前端滑动塞，然后将鼠尾从后堵盖的下口中穿出，旋上后盖，调整前端滑动塞给小鼠以比较舒适的空间，然后固定前端滑动塞。

3. 将小鼠固定筒架安放在鼠尾光照测痛仪顶面上，调整其位置使鼠尾尖在尾尖定位线上，鼠尾摆放在两个光点控制探头中间。

4. 按动开始键，灯泡点亮开始计时，当鼠尾摆动时，光电开关自动关闭电源，停止计时，锁定数据。

5. 隔 5 分钟重测一次，标记并保证每次光照的部位为同一点，把 3 次从加热到甩尾时间的平均值作为基础痛阈。

6. 电针小鼠双侧"足三里"穴，采用疏密波，频率 2Hz 与 15Hz 交替，强度调节到小鼠双足随疏密波微微抖动即可，持续 15 分钟。

7. 电针后测定电针即刻、10 分钟、20 分钟、30 分钟、40 分钟、50 分钟、60 分钟时小鼠的痛阈，方法同前。

8. 筛选有镇痛作用的小鼠进行实验。将小鼠分为两组，一组腹腔注射入纳洛酮（0.05mL/g），另一组腹腔注入相同量生理盐水。

9. 电针干预同步骤 6，电针后测定电针即刻、10 分钟、20 分钟、30 分钟、40 分钟、50 分钟、60 分钟时小鼠的痛阈，方法同前。

【注意事项】

1. 尽量不要选择平时喜欢甩尾或局促不安的小鼠为实验对象。

2. 固定不可太紧，以不使小鼠跳出为宜。

3. 电针强度控制在小鼠不出现嘶叫为度。电针一段时间后，可适当加大电针强度。

4. 注意药物剂量的准确，节约实验药品。

## 实验二十二　针麻下家兔阑尾切除术的实验观察

【实验目的】

了解针麻基本方法、步骤和取穴规律，掌握针麻下动物阑尾切除术的实验方法，以进一步加深对针刺麻醉的理解。

【实验对象】

健康成年家兔 2 只，实验组和对照组各 1 只，雌雄一致，2.5 ～ 3kg。

【实验器材】

电针治疗仪（或高频针麻仪），一次性毫针（0.3mm×25mm），苯巴比妥钠，碘酒和 75% 乙醇棉球，20% 氨基甲酸乙酯溶液，阑尾切除手术器具 2 套（方盘 2 个，手术刀柄 2 把，手术刀片 2 个，大弯钳、小直钳各 4 把，有齿镊子、无齿镊子各 2 把，持针器 4 个，缝合针、缝合线、圆针、皮针各 4 枚），纱布块，5mL 和 2mL 注射器，胶布，兔台，台秤。

【实验步骤】

1. 经臀大肌注射苯巴比妥钠（剂量按 40 ～ 50mg/kg），麻前给药，并将家兔仰卧位固定在兔解剖台上。

2. 其中一只家兔用毫针分别针刺双侧"足三里"穴、"唇麻Ⅰ穴"（位于上门齿之间中线，距牙龈向上 3mm 左右，针尖向上刺至鼻中隔，深 5 ～ 10mm）、"唇麻Ⅱ穴"（下唇下缘中点向下 2mm，针尖向下平刺 10 ～ 15mm），连接电针仪或针麻仪，开启开关，选择高频、连续波，输出强度由 0 开始逐渐增加，以动物局部肌肉轻微抖动而无不安挣扎为度。于针麻诱导 25 ～ 30 分钟后，开始按常规剪毛、消毒，行阑尾切除术。另一只家兔不用针麻诱导，亦待 25 ～ 30 分钟后开始按常规剪毛、消毒，行阑尾切除术。

3. 手术中分别观察两只家兔的反应，并作记录，其中动物安静无挣扎者用 "–" 表示，稍有挣扎者用 "+" 表示，挣扎较剧烈者用 "++" 表示，挣扎激烈以致不能手术者用 "+++" 表示。

4. 实验中家兔挣扎不安，或挣扎激烈不能手术者，提示家兔有明显的疼痛感，可用适量 20% 氨基甲酸乙酯溶液静脉注射进行麻醉，以减轻疼痛（常规麻醉剂量为 5mL/kg）。

5. 针麻镇痛效果的评价标准：实验中，针麻动物在手术过程中安静，无明显挣扎，呼吸平稳，手术经过顺利，手术全程未用氨基甲酸乙酯溶液者为针麻效果优；若手术中动物挣扎激烈，20% 氨基甲酸乙酯溶液用量在常规用量的 1/3 以下即挣扎很快停止，并能顺利完成手术为良；若 20% 氨基甲酸乙酯溶液用量大于常规用量的 1/3 才能完成手术者为针麻失败。

6. 分析比较两只家兔的反应和用药情况，写出实验报告，对针刺麻醉效果进行评价，并对针麻镇痛的原理及本实验的选穴进行讨论。

【注意事项】

1. 实验中，所用家兔应属于同一种系，雌雄应一致，体重、年龄基本相同，以确保实验观察结果的可比性。

2. 家兔的阑尾较长，且有大量的内容物，切除前应仔细辨认后再分离肠系膜，并结扎阑尾动脉，然后行阑尾切除术。

## 实验二十三　针药复合麻醉下大鼠甲状腺切除手术的实验观察

【实验目的】

观察针药麻醉对呼吸、循环系统及脏器的保护作用，并与单纯的针刺麻醉、药物麻醉进行比较，探索针药麻醉的优势特点。

【实验对象】

健康大鼠，雌雄一致，体重 250 ～ 300g。

【实验器材】

电针治疗仪（或高频针麻仪）、手术器械（手术刀柄、7 号手术刀片眼科镊、棉签、眼睑拉钩、纤维外科缝线、线剪、血管钳、持针钳等）、多导生理记录仪、心电图机、脑电图机、一次性毫针（0.3mm×25mm）、乙醚、20% 氨基甲酸乙酯溶液、生理盐水、滴管、75% 乙醇、棉球、小滤纸片等。

**【实验步骤】**

1. 大鼠若干只，分别称重，分 5 组。

2. 将实验大鼠用乙醚麻醉后，固定于术台上。行气管插管术，连接多导生理记录仪记录呼吸情况，心电图记录心脏电活动，脑电图机记录脑电情况。

3. 对第一组大鼠，用毫针分别针刺双侧"合谷""内关"穴，连接电针仪或针麻仪，开启开关，选择连续波，高频，输出强度由 0 开始逐渐增加，以动物局部肌肉轻微抖动而无不安挣扎为度。于针麻诱导 25 ～ 30 分钟后，消毒，行甲状腺切除术。对第二组大鼠，针刺操作同第一组，但同时给予 20% 氨基甲酸乙酯溶液常规用量（5mL/kg）的 1/4，25 ～ 30 分钟后，消毒，行甲状腺切除术；对第三组大鼠，针刺操作同第一组，但同时给予 20% 氨基甲酸乙酯溶液常规用量的 1/2，25 ～ 30 分钟后，消毒，行甲状腺切除术；对第四组大鼠，针刺操作同第一组，但同时给予 20% 氨基甲酸乙酯溶液常规用量，25 ～ 30 分钟后，消毒，行甲状腺切除术；对第五组大鼠不用针麻诱导，仅给予 20% 氨基甲酸乙酯溶液常规用量，25 ～ 30 分钟后，消毒，行甲状腺切除术。

4. 甲状腺切除术操作方法

（1）切开：沿大鼠颈部正中线纵行切开约 2cm 大小切口，切开时先绷紧局部皮肤，将刀刃与皮肤垂直，一次性切开皮肤全层，用力要得当，争取切缝整齐，切口不偏斜，使用弯止血钳钝性分离，挂上眼睑拉钩。用镊子或弯止血钳将皮肤下的颌下腺沿中线钝性分离，将胸骨舌骨肌沿中线纵向钝性分离肌肉后，挂上眼睑拉钩，牵引胸骨舌骨肌，可见到白色的气管、甲状软骨及气管环两侧附着在气管上的一对长椭圆形的甲状腺，甲状腺呈深红褐色，左右两侧甲状腺由横越气管腹面的峡部相连，肉眼不可辨别大鼠甲状旁腺与甲状腺组织。在显微镜下，将甲状腺外侧的胸骨甲状肌钝性分率，显露其覆盖的甲状腺部分，可见微白色梭形的甲状旁腺位于甲状腺表面的外上部，左右各一，长 1 ～ 2mm，有独立的包膜与甲状腺组织分开。

（2）分离摘除：用止血钳及眼科镊将甲状腺峡部撕开，使用眼科镊或止血钳夹住其断端，以达到峡部止血的效果。提起已分离的峡部，用止血钳或棉签自下向上在气管与甲状腺之间钝性分离甲状腺，在剥离过程中注意止血，直至甲状软骨下方没有甲状腺组织。摘除一侧甲状腺后，按照此方法摘除对侧。

（3）缝合：手术缝合前应彻底检查颈部的止血情况，清除腔内异物、凝血块、残余组织等，以免机化引起组织粘连。将肌肉、颌下腺、皮肤逐层缝合，缝针入口和出口要对称，针数及针距根据开口长度选择。缝合完毕后，缝合处皮肤再次用 75% 乙醇消毒，敷无菌纱布。

5. 手术中分别观察各组大鼠的反应，并做记录，其中动物安静无挣扎者用"-"表示，稍有挣扎者用"+"表示，挣扎较剧者用"++"表示，挣扎激烈以致不能手术者用"+++"表示。

6. 实验中动物挣扎不安，或挣扎激烈不能手术者，提示动物有明显的疼痛感，可用适量 20% 氨基甲酸乙酯溶液静脉注射进行麻醉，以减轻疼痛，但需要记录用量。

7. 分析观察比较五组动物的呼吸、血压、脉搏、心律情况，心电图及脑电图的变化，以及用药情况，写出实验报告；对针药麻醉对生理功能的影响、脏器功能的影响进行评价和讨论。

【注意事项】

1. 注意乙醚麻醉动物的深度。

2. 手术中注意保护喉返神经，以免刺激喉返神经引起大鼠呼吸急促，甚至损伤双侧喉返神经导致窒息。

3. 实验中，所用大鼠应属同一种系，雌雄一致，体重、年龄基本相同，以确保实验观察结果的可比性。

## 二、针刺对神经系统作用的实验

### 实验二十四　针刺抗小鼠惊厥作用的实验观察

【实验目的】

以小鼠惊厥程度、次数、持续总时间及死亡时间为指标，观察针刺小鼠"水沟"穴对胰岛素过量而致惊厥的缓解效应，加深对针刺抗惊厥作用和急救效应的认识。

【实验对象】

健康小鼠，雌雄一致，体重 20±2g。

【实验器材】

天平、秒表、40U/mL 胰岛素注射液、酸性生理盐水（pH 值 2.5～3.5）、苦味酸、一次性毫针（0.3mm×13mm）、1mL 和 2mL 注射器、5 号针头、50mL 烧杯、记号笔等。

【实验步骤】

1. 将 40U/mL 胰岛素注射液用酸性生理盐水配制成 4U/mL 胰岛素溶液备用。

2. 取小鼠 6 只，称重，用苦味酸编号，随机分成针刺组和对照组。

3. 按 1U/10g 给小鼠腹腔注射胰岛素溶液，注射时要掌握好进针的位置、角度、深度，注意避开肝、脾、膀胱，回抽无血及液体时再注射，注射后轻揉小鼠腹部以促使胰岛素均匀吸收。

4. 两组小鼠都放在室温 37℃ 的环境中保温，注意观察并比较其神态、姿势及活动情况。

5. 小鼠出现角弓反张、乱滚等惊厥反应时，针刺组迅速针刺"水沟"穴，用捻转手法平补平泻，行针 3 分钟后出针，观察并记录小鼠惊厥程度、次数、持续总时间及死亡时间。

6. 惊厥程度评价标准

强阳性：角弓反张、四肢伸直和抽搐反应强烈者，或身体呈直线性滚动者，以"++"表示。

弱阳性：轻微角弓反张，或伴四肢伸直，或伴有四肢抽搐者，以"+"表示。

阴性：无角弓反张，仅表现为四肢伸直，或四肢微微抽动者，以"-"表示。

7. 对照组除不针刺外，其余同针刺组。

8. 根据结果写出实验报告。

【注意事项】

1. 动物在实验前必须禁食 18 ～ 24 小时，不禁水。

2. 用 pH 值为 2.5 ～ 3.5 的酸性生理盐水配制胰岛素溶液。

3. 酸性生理盐水的配制：将 0.1mol/L 盐酸溶液 10mL 加入 300mL 生理盐水中，调整其 pH 值在 2.5 ～ 3.5，如果偏碱，可加入同样浓度的盐酸调整。

4. 动物注射胰岛素后放在 30 ～ 37℃的环境中保温，夏天可为室温，冬天则应高些，因为温度过低惊厥反应出现较慢。

## 实验二十五　针刺内关穴对人体体感诱发电位抑制作用的实验观察

【实验目的】

以人大脑皮层体感诱发电位为指标，观察针刺内关对机体痛觉诱发电位的抑制作用，证明针刺对实验痛的镇痛作用。

【实验对象】

健康成年人。

【实验器材】

诱发反应记录系统、导电膏、一次性毫针（0.3mm×40mm）、医用乙醇、高浓度乙醇及干棉球等。

【实验步骤】

1. 痛刺激方法：痛刺激部位为手腕部正中神经，用表面电极刺激，频率为 1 次/秒，单个方波，波宽为 0.1 ～ 0.5 毫秒。刺激强度为阈上轻痛刺激（受试对象刚刚感觉到痛）。

2. 取穴：痛刺激对侧手腕部位的内关穴，消毒进针后采用手针平补平泻捻转，针刺时间为 15 分钟。

3. 电极放置

（1）引导电极：将表面电极放置在相当于皮层手的代表区即冠状缝后 2cm，矢状缝侧开 6cm 处。

（2）参考电极：放置于与刺激电极同侧的耳垂。

（3）痛刺激电极：手腕部正中神经。

（4）接地电极：前发际正中部位（相当于印堂穴）。

4. 仪器使用：诱发电位记录选择累加 256 次，可以比较明显地描记痛觉诱发电位。

5. 具体实验方法

（1）首先给予受试对象轻痛刺激。

（2）针刺前对照记录 2 次皮层痛觉诱发电位，每隔 5 分钟一次。

（3）手针内关穴 15 分钟。

（4）针刺过程中 10 分钟、15 分钟各记录一次诱发电位。

（5）停止针后 10 分钟、15 分钟再各记录一次诱发电位。

（6）在以上的记录过程中，随时记录受试对象的主观感受（疼痛情况等）。

【注意事项】

1. 在安放电极之前，一定要用纯度较高的乙醇使皮肤脱脂，以减少生物电信号的损失。

2. 打印出结果，比较针刺前、中、后的诱发电位波形变化（重点分析 P200 和 N300 波形变化）并讨论。

实验二十六　针刺对实验性癫痫大鼠大脑皮质感觉运动区放电的影响

【实验目的】

观察针刺对大鼠大脑皮层感觉运动区痫样放电的影响，以了解针刺对癫痫的作用。

【实验对象】

健康大鼠，雌雄不拘，体重 200 ~ 300g。

【实验器材】

多导生理记录仪、脑立体定位仪、小动物人工呼吸机、电针治疗仪、手术器械、骨钻、脑电图（EEG）银丝引导电极、一次性毫针（0.3mm×25mm）、微量注射器、三碘季铵酚、青霉素钾盐、2% 普鲁卡因、乙醚、3% 双氧水、生理盐水、滴管、棉球、小滤纸片等。

【实验步骤】

1. 取大鼠 1 只称重，用乙醚麻醉，行气管插管术，连接人工呼吸机，并用 5mg/kg 的三碘季铵酚腹腔注射进行制动。

2. 用立体定位仪固定大鼠头部，在 2% 普鲁卡因局部麻醉下，切开皮肤，暴露颅骨，在双侧皮层感觉运动区相应部位的颅骨上各用骨钻钻开一个直径约 4mm 的骨窗，仔细剥离硬脑膜，暴露感觉运动皮层并以生理盐水棉球覆盖。

3. 手术后休息 30 ~ 60 分钟。

4. 用两根 EEG 银丝引导电极分别轻轻放置在双侧感觉运动区的硬脑膜上，接好连线，在生理记录仪上描记皮层脑电图。记录仪的时间常数取 0.3 秒，定标电压 1mV，走纸速度 2.5mm/s。

5. 青霉素钾盐用注射用水配制成 100U/μL 的溶液，用微量注射器抽取 2μL 注射于皮层内，观察并记录大鼠皮层癫痫样放电频率和振幅的变化。

6. 在青霉素引起的癫痫样放电频率和振幅基本稳定后（约在注射后 20 分钟），参照人体穴位定位，取督脉上的"风府"和"筋缩"穴（分别在枕骨下凹陷处及第 9 胸椎棘突间）给予电针刺激。电针刺激频率为 100Hz，强度以动物能耐受并保持安静为度（3 ~ 10mA），持续 20 分钟。

7. 观察电针期间和电针后 30 分钟内癫痫样放电的变化，记录并写出实验报告。

【注意事项】

1. 注意动物麻醉的深度。

2. 在颅骨上钻孔时注意保持好硬脑膜的完整性。

3. 描记皮层脑电图时，要同时观察动物的整体反应，有时会伴有颜面部肌肉及肢体的抽动，注意抽动的部位和次数与癫痫样放电的关系。

## 实验二十七　电针对焦虑模型小鼠行为学影响的实验观察

【实验目的】

通过观察电针对焦虑模型小鼠行为学的影响，验证针灸抗焦虑的作用，增强对针灸治疗情志疾病作用的认识。

【实验对象】

小鼠，雄性，体重 20±2g。

【实验器材】

小鼠固定板、盐酸吗啡注射液、生理盐水、盐酸纳洛酮注射液、1mL 注射器、高架十字迷宫图像跟踪系统、60cm×60cm×35cm 塑料盒、电针治疗仪、一次性毫针（0.3mm×25mm）、3000mL 玻璃烧杯、秒表。

【实验步骤】

1. 催瘾：小鼠皮下注射吗啡（以小鼠热板法镇痛 $ED_{50}$，即吗啡 2.95 mg/kg 为基础，按照逐日递增原则进行），每日 3 次，连续 5 天。第一天皮下注射 10 倍镇痛 $ED_{50}$ 作为起始剂量，第二天和第三天分别每次增加 1 个和 2 个镇痛 $ED_{50}$，按照第九次给药剂量再维持 2 天。

2. 戒断：第 15 次给药 3 小时后，腹腔注射纳洛酮（4mg/kg），然后立即将小鼠置于 3000mL 烧杯内，观察注射纳洛酮 10 分钟内小鼠的跳跃反应。以小鼠跳跃次数为标准，剔除吗啡成瘾不成功者。

3. 筛选模型：将被确认为吗啡成瘾的小鼠进行迷宫行为学测试，即开启高架十字迷宫图像跟踪系统进行实验参数设置后，将小鼠轻柔抓起置于迷宫中央区，使其头部正对其中一个开放臂，释放后即开始记录 5 分钟内小鼠分别进入开臂和闭臂的次数以及在两臂内的滞留时间，以小鼠进入开臂的次数和在开臂滞留的时间分别占进入两臂总次数和在两臂滞留总时间的百分比为标准，剔除焦虑模型造模不成功者。

4. 电针治疗：从催瘾后当天起开始进行电针治疗，以一次性毫针（0.3mm×13mm）针刺双侧"三阴交"，接电针治疗仪，疏密波，频率 15Hz 左右，电压 2～4V，强度以小鼠下肢轻微抽动为度，每日治疗 1 次，每次治疗 15 分钟，连续治疗 3 天。

5. 治疗结束后，再次进行高架十字迷宫实验观察小鼠焦虑情况。

6. 整理实验数据，统计分析实验结果。

【注意事项】

1. 高架十字迷宫实验和跳跃实验操作时应保持实验环境的安静。

2.迷宫实验请严格参照高架十字迷宫图像跟踪系统操作规程。

3.盐酸吗啡注射液等药品应注意严加保管，并遵守国家关于麻醉药品的管理条例。

## 实验二十八　针刺防治晕动病的效应观察

【实验目的】

观察针刺防治晕动病的效应。

【实验对象】

具有晕动病史的同学。

【实验器材】

旋转调速式晕动病诱发仪（山东中医药大学研制）、血压计、心电图机、生理盐水、棉球、75% 乙醇、一次性毫针（0.3mm×40mm）等。

【实验步骤】

1.各组选取有晕动病史的同学 2～3 名。

2.采用旋转调速式晕动病诱发仪诱发晕动症状，停止后立即评价效应（参照附表症状、体征及分值进行评分）。

3.针刺双侧合谷、内关穴平补平泻，留针 20 分钟。

4.再次采用旋转调速式晕动病诱发仪诱发晕动症状，停止后立即评价效应。

5.实验结束后比较针刺前后各参数变化。

【注意事项】

1.室温条件在 22～30℃为宜，环境安静。

2.实验过程遵守秩序。

3.受试者症状描述应清晰。

表 3-1　晕动病症状、体征评估

| Graybiel 评分 [ 每方面根据严重程度不同分级：无不适（N）；轻度不适（MⅠ）；中度不适（MⅡ）；重度不适（MⅢ）；严重不适（F）] | | | | | | 心率、血压 | 心电图（R-R 间期平均值） |
|---|---|---|---|---|---|---|---|
| 恶心综合征（头晕、上腹不适、恶心，是否伴呕吐等） | 皮肤颜色（苍白、铁青等） | 是否出冷汗 | 流涎（唾液分泌增多程度） | 欲睡（精神抑郁、萎靡等） | 疼痛（四肢酸痛、无力等） | | |
| 针刺前 | | | | | | | |
| 针刺后 | | | | | | | |

注：根据 Graybiel 晕动病症状和体征评分标准改良。

每个评估项目根据严重程度不同分别记录为 1 分、2 分、4 分、8 分、16 分，直接累计总分。对出现晕动病反应者按照观察表逐个项目进行打分，根据累计总分评定晕动病反应程度，并分级：无不适（N），0分；轻度不适（MⅠ），1～2分；中度不适 B（MⅡ），3～4分；中度不适 A（MⅡ），5～7分；重度不适（MⅢ），8～15分；严重不适（F），16分及以上。

## 三、针刺对呼吸系统作用的实验

### 实验二十九　针刺"人中"穴对呼吸暂停家兔模型呼吸功能的影响

【实验目的】

本研究利用实验性呼吸暂停动物模型，观察针刺"人中"穴对呼吸暂停家兔模型呼吸功能的影响。

【实验对象】

健康成年家兔2只（实验组和对照组各1只），雌雄不拘，体重2～2.5kg。

【实验器材】

多导生理记录仪、手术器械、气管插管、止血钳、动脉夹、动脉导管、兔台、2mL 和1mL 注射器、3% 戊巴比妥钠溶液、5% 枸橼酸钠溶液（pH值7）、生理盐水、一次性毫针（0.3mm×25mm）、缝合线、棉球、纱布。

【实验步骤】

1.用3% 戊巴比妥钠（25mg/kg）在家兔耳缘静脉注射进行麻醉，并将家兔仰卧位固定在兔解剖台上。

2.沿颈正中线依次剪开皮肤、肌肉，钝性分离出气管，用眼科剪在气管上做一倒"T"字切口，注意先横剪一刀，再向上方剪开，将气管插管向心脏方向插入，在气管下引一根缝合线固定气管插管。同时，分离颈总动脉，并在其头端插管。

3.将气管插管另一端与多导生理记录仪的呼吸传感器相连，打开仪器，首先记录其正常呼吸波形。

4.由颈总动脉头端注入5% 枸橼酸钠3mL（pH值7，65～90mg/kg）造成家兔呼吸暂停模型。

5.取"人中"穴，雀啄手法行针2分钟，间歇2分钟，再行针2分钟，留针4分钟后出针。分别记录行针时、留针时、取针后4分、8分钟、12分钟的呼吸波形。

6.以另一只家兔作为对照，用同样方法进行造模，但不进行治疗，在相应时间记录其呼吸波形。

【注意事项】

1.分离气管时，注意尽量减少出血。

2.做倒"T"字切口时，切口为管径的1/3，不要过大。

3.注射枸橼酸钠溶液时，把握注射速度和时间，注意家兔呼吸功能改变，主要表现为呼气性呼吸暂停和呼吸频率变慢，但不同个体呼吸暂停时间可能存在差异。

4.实验过程中注意保持家兔直肠温度（以保持在36～38℃为宜）。

## 实验三十　针刺对实验性肺水肿大鼠呼吸状态的影响

### 【实验目的】

以氯化铵复制肺水肿动物模型，观察针刺对其呼吸状态的影响，了解针刺对呼吸系统的作用。

### 【实验对象】

健康雄性 Wistar 大鼠 2 只，体重 200 ~ 250g。

### 【实验器材】

多导生理记录仪、手术器械、气管插管、鼠台、2mL 和 1mL 注射器、20% 氨基甲酸乙酯（乌拉坦）、6% 氯化铵、生理盐水、一次性毫针（0.3mm×25mm）、缝合线、棉球、纱布。

### 【实验步骤】

1. 大鼠称重编号后，按 0.6mL/100g 体重腹腔注射 20% 氨基甲酸乙酯进行麻醉。

2. 将大鼠仰卧位固定于鼠台上。

3. 沿颈正中线依次剪开皮肤、肌肉，钝性分离出气管，用眼科剪在气管上做一倒 "T" 字切口，注意先横剪一刀，再向上方剪开，将气管插管向心脏方向插入，在气管下引一根缝合线固定气管插管。

4. 将气管插管另一端与多导生理记录仪的呼吸传感器相连，打开仪器，首先记录其正常呼吸波形。

5. 按 0.6mL/kg 体重腹腔注射 6% 氯化铵，复制急性肺水肿动物模型。分别记录注射后即刻、0.5 分钟、1 分钟时的呼吸波形，观察其一般情况及呼吸频率、幅度的变化。

6. 取 "素髎" 穴，行捻转手法平补平泻行针 5 分钟，留针 5 分钟后出针。分别记录行针时、留针时、取针后 5 分钟、10 分钟、15 分钟的呼吸波形。

7. 以另一只大鼠作为对照，以同样方法进行造模，但不进行治疗，在相应时间记录其呼吸波形。

### 【注意事项】

1. 分离气管时，注意尽量减少出血。

2. 做倒 "T" 字切口时，切口为管径的 1/3，不要过大。

3. 亦可用 50% 葡萄糖注射液 0.5 ~ 1mL 造模，如在实验过程中呼吸波形接近正常状态时，可向气管内补注 50% 葡萄糖注射液 0.5mL。

## 实验三十一　针刺对急性过敏性家兔呼吸功能的影响

### 【实验目的】

通过针刺 "膻中" "天突" "合谷" 穴，观察其对家兔过敏性支气管痉挛的影响，明确针刺的抗过敏和平喘作用。

【实验对象】

健康成年家兔2只（实验组和对照组各1只），雌雄不拘，体重2～2.5kg。

【实验器材】

二导生理记录仪、张力传感器、超声雾化器、手术器械、兔解剖台、蛙心夹、听诊器、3%戊巴比妥钠、0.1%磷酸组胺、2%氯化乙酰胆碱、生理盐水、5mL注射器、一次性毫针（0.3mm×25mm）。

【实验步骤】

1.用3%戊巴比妥钠（25mg/kg）耳缘静脉注射进行麻醉，并将家兔仰卧位固定在兔解剖台上。

2.剪去上腹部兔毛，在剑突下皮肤处做一个2～3cm的纵形切口，沿正中线切开肌肉，暴露剑突，用悬吊在张力传感器杠杆上的蛙心夹夹住剑突并绷紧，同时将张力传感器与二导生理记录仪相连。

3.记录两组家兔的呼吸曲线。

4.用装有0.1%磷酸组胺和2%氯化乙酰胆碱等溶液混合液的超声雾化器对两组家兔进行雾化，以400mmHg压力喷入5秒造成急性过敏性支气管痉挛的动物模型。

5.分别记录雾化前后两组家兔的呼吸曲线，观察呼吸频率、幅度的变化；用听诊器听诊家兔呼吸音，并记录支气管哮鸣音出现的时间。

6.实验组家兔针刺"膻中""天突""合谷"穴，行捻转手法，平补平泻，留针15分钟后出针；对照组家兔不做任何处理。记录两组家兔呼吸曲线，观察呼吸频率、幅度及支气管哮鸣音消失的时间并进行比较，写出实验报告。

【注意事项】

1.针刺"膻中""天突"穴时宜平刺，避免直刺伤及内脏器官。

2.针刺手法以捻转为主，不可过度提插。

## 四、针刺对循环系统作用的实验

### 实验三十二 针刺"内关"穴对家兔实验性心律失常的效应观察

【实验目的】

观察毫针针刺双侧"内关"穴对家兔实验性心律失常的影响，验证针刺疗效。

【实验对象】

健康成年家兔，雌雄不拘，体重2～2.5kg。

【实验器材】

心电图机或PCLAB-UE生物医学信号采集处理系统，精密电子天平，7号注射针头，一次性毫针（0.3mm×25mm），20%氨基甲酸乙酯，0.002%乌头碱生理盐水溶液，秒表，10mL、20mL注射器，干棉球，兔台等。

【实验步骤】

1.在室温恒定的条件下将家兔称重后，将20%氨基甲酸乙酯按5mL/kg的剂量，沿家兔耳缘静脉缓慢注入，麻醉成功后将家兔仰卧固定在兔台上。

2.剪去"内关"穴处被毛，标记双侧"内关"穴。

3.先将7号注射针头分别平刺入家兔右上肢、左下肢、右下肢末梢皮下，然后将心电图电极夹在注射针针柄末端，连接心电图机或生物医学信号采集处理系统，记录正常家兔Ⅱ导联心电图（左下肢接正极，右上肢接负极，右下肢接接地电极）。

4.待家兔心电稳定后按1mL/kg的剂量经耳缘静脉注射0.002%乌头碱生理盐水溶液，注射速度为1mL/min，造成家兔实验性心律失常模型，自注射开始按下秒表记录两组家兔出现心律失常的具体时间。

5.待心律失常出现后，一组家兔手针针刺双侧"内关"穴5分钟，平补平泻，另一组家兔不针刺，其他步骤相同。

6.密切观察心电图变化，连续记录心电图，记录两组家兔从出现心律失常至完全恢复到窦性心律所需时间。

7.汇总全部实验结果，进行统计学分析。

【注意事项】

1.用20%氨基甲酸乙酯麻醉时，注意前半量正常速度给药，后半量慢推，并注意观察家兔角膜反射。

2.乌头碱注射速度要缓慢均匀。

3.也可从耳缘静脉快速注入去甲肾上腺素0.5mL/kg的剂量造模。

4.气温的变化对实验结果影响很大，应保持室温恒定。

## 实验三十三 艾灸"内关"穴对家兔实验性心动过缓及心肌缺血影响的观察

【实验目的】

了解实验性心肌缺血动物模型的制作方法，观察艾灸"内关"穴对实验性心肌缺血家兔心电图的影响。

【实验对象】

健康成年家兔，雌雄不拘，体重2～2.5kg。

【实验器材】

BL-310生物机能实验系统，心电输入线，垂体后叶素（6单位，2mL/支），20%氨基甲酸乙酯，1mL、20mL注射器，7号注射针头，纯艾条，干棉球，兔台。

【实验步骤】

1.调试BL-310生物机能实验系统。单击"开始"按钮，在开始菜单中选择"程序"选项。在"程序"菜单中选择"Biolap98"命令选项，用鼠标双击"Biolap98.exe"程序图标。选择"实验项目"菜单中的"循环实验"菜单项，以弹出"循环实验"子菜单。在"循环实验"子菜单中选择"兔心电图"实验模块。将心电输入线与BL–310生物机能实验系统连接。

2. 在室温恒定的条件下家兔称重后，将20%氨基甲酸乙酯按5mL/kg的剂量，沿家兔耳缘静脉缓慢注入，麻醉成功后将家兔仰卧固定在兔台上。

3. 剪去"内关"穴处被毛，标记双侧"内关"穴。

4. 用7号针头分别插入家兔右上肢、左下肢、右下肢末梢皮下，然后将心电图电极夹在注射针针柄末端，并与心电输入线连接（左下肢接正极，右上肢接负极，右下肢接接地电极），拨通S–2的测量开关，走纸速度25mm/s，记录正常家兔Ⅱ导联心电图。

5. 自耳缘静脉按0.33mL/kg注入垂体后叶素，40秒左右注射完毕。自注射开始按下秒表记录两组家兔出现心肌缺血（以ST段显著抬高为指标）的具体时间。

6. 待心肌缺血出现后，一组家兔艾灸双侧"内关"穴10分钟，另一组家兔不艾灸，其他步骤相同。

7. 密切观察心电图变化，连续记录心电图，记录两组家兔从出现心肌缺血至完全恢复所需时间，以及心率变化情况。

8. 汇总全部实验结果，进行统计学分析。

【注意事项】

1. 用20%氨基甲酸乙酯麻醉时，注意前半量正常速度给药，后半量慢推，并注意观察家兔角膜反射。

2. 垂体后叶素注射速度要缓慢均匀，控制在40秒左右注射完毕。

3. 气温的变化对实验结果影响很大，应保持室温恒定。


实验三十四　电针"曲池"穴对急性实验性高血压家兔血压影响的实验观察

【实验目的】

熟悉急性实验性高血压模型的复制方法，观察电针治疗高血压的即时效果。

【实验对象】

健康成年家兔，雌雄不拘，体重2～2.5kg。

【实验器材】

生物机能实验系统、压力换能器、动脉插管、动脉夹、三通管、20%氨基甲酸乙酯溶液、去甲肾上腺素（10μg/mL）、肝素（600U/mL）、手术器械、一次性毫针（0.3mm×25mm）、G6805电针治疗仪、兔台。

【实验步骤】

1. 将压力换能器装置与三通管、动脉插管连接好，上述装置充满生理盐水和肝素，调试好三通方向，避免漏液。打开生物机能实验系统的"血压"实验模块。

2. 取家兔1只称重，用20%氨基甲酸乙酯溶液按5mL/kg剂量经耳缘静脉注射麻醉。麻醉成功后将家兔仰卧位固定于兔台上，颈部剪毛备皮。

3. 在家兔颈部锁骨及气管甲状软骨间，沿颈部正中线切开皮肤7～8cm，钝性分离胸骨舌骨肌和胸骨甲状肌，暴露气管，分离并穿线，倒"T"字形剪开气管，扎牢固并与气管插管的分叉处扎在一起，防止松脱。

4. 分离出一侧颈总动脉，长 2 ～ 3cm，穿入双股缝线，结扎远心端，用动脉夹夹闭近心端。

5. 确认切口无出血后，从耳缘静脉中注以肝素（按 1mL/kg 剂量），进行全身血液肝素化。

6. 用眼科剪在动脉靠近远心端处剪开一小口，开口为动脉管径的 1/3 ～ 1/2，往近心端方向插入动脉插管（插入前蘸取少许肝素），用手术线固定，然后用胶布固定插管，使心脏与压力换能器处于同一水平结扎固定。

7. 插管完成后，用生理盐水纱布覆盖手术伤口，连接生物机能实验系统，打开动脉夹，记录一段正常血压作为对照。家兔正常血压通常在 100mmHg 左右。

8. 耳缘静脉注入去甲肾上腺素（按 5μg/kg 剂量）并同时连续描记血压至恢复正常后 5 分钟。

9. 休息 30 分钟。

10. 电针双侧"曲池"穴 15 分钟，疏密波，强度以肢体微动为度；于电针 10 分钟时，耳缘静脉再次注入等量去甲肾上腺素，描记血压变化至正常后 5 分钟。

11. 观察比较步骤 8 和步骤 10 血压变化的情况。

【注意事项】

1. 用 20% 氨基甲酸乙酯麻醉时，注意前半量正常速度给药，后半量慢推，同时注意兔的呼吸情况，出现异常情况时立即停止注射。麻醉是影响血压的重要因素，应注意麻醉的深浅

2. 在分离颈总动脉时，小心勿损伤其附近的神经（迷走神经、交感神经及减压神经），勿损伤通向甲状腺的血管。

3. 注意动脉插管与颈动脉的位置，勿使其扭转而影响血压测量。

4. 手术线事先泡在生理盐水中。

5. 室温较低时，要用手术灯照射动物以保温。

6. 注射去甲肾上腺素要快速，注射时不要停止描记血压。

7. 实验步骤 8 和步骤 10 可互换。

8. 血压测量的准确性与敏感性也影响血压值，实验应注明所用的仪器和方法。

## 实验三十五　针刺"素髎"穴对家兔失血性休克影响的实验观察

【实验目的】
观察针刺对失血性休克家兔血压的作用，为针刺急救提供实验依据。

【实验对象】
健康成年家兔，雌雄不拘，体重 2 ～ 2.5kg。

【实验器材】

生物机能实验系统、压力换能器、动脉插管、动脉夹、三通管、20% 氨基甲酸乙酯溶液、肝素（600U/mL）、手术器械、一次性毫针（0.3mm×13mm）、烧杯、兔台等。

【实验步骤】

1. 将压力换能器装置与三通管、动脉插管连接好，上述装置充满生理盐水和肝素，调试好三通方向，避免漏液。打开生物机能实验系统的"血压"实验模块。

2. 取家兔 1 只称重，用 20% 氨基甲酸乙酯溶液按 5mL/kg 剂量经耳缘静脉注射麻醉。麻醉成功后将家兔仰卧位固定于兔台上，剪毛备皮（颈部及腹股沟部）。

3. 在家兔颈部锁骨及气管甲状软骨间，沿颈部正中线切开皮肤 7～8cm，钝性分离胸骨舌骨肌和胸骨甲状肌，暴露气管，分离并穿线，倒"T"字形剪开气管，扎牢固并与气管插管的分叉处扎在一起，防止松脱。

4. 分离出一侧颈总动脉，长 2～3cm，穿两根手术线备用，结扎动脉的远心端，然后用动脉夹夹闭近心端。

5. 切开腹股沟处皮肤，切口长 2～3cm，钝性分离肌肉，在股静脉下方找出较细、颜色淡红的股动脉，分离出股动脉 2～3cm，穿双股结扎线，结扎其远心端，用动脉夹夹闭近心端，在其上用眼科剪剪一小口，注入少许肝素，插入静脉套管，结扎固定，以备放血。

6. 确认切口无出血后，从耳缘静脉中注以肝素（按 1mL/kg 剂量），进行全身血液肝素化。

7. 在靠近颈总动脉远心端处，用眼科剪剪开一小口，开口为动脉管径的 1/3～1/2，往近心端方向插入动脉插管（插入前蘸取少许肝素），用手术线固定，然后用胶布固定插管，使心脏与压力换能器处于同一水平结扎固定。

8. 插管完成后，用生理盐水纱布覆盖手术伤口，连接生物机能实验系统，待血压稳定后测量放血前的基础血压并记录。

9. 股动脉放血（要先快后慢）：放血量约 30mL，使血压下降 20～30mmHg，并记录。

10. 针刺组开始手针"素髎"穴，捻转 3 分钟，记录针后血压。对照组不进行处理，观察血压的自然变化。两组都记录 30 分钟，比较血压变化情况。

【注意事项】

1. 用 20% 氨基甲酸乙酯麻醉时，注意前半量正常速度给药，后半量慢推，同时注意兔的呼吸情况，出现异常情况时立即停止注射。

2. 在分离颈总动脉时，小心勿损伤其附近的神经（迷走神经、交感神经及减压神经），勿损伤通向甲状腺的血管。

3. 注意动脉插管与颈动脉的位置，勿使其扭转而影响血压测量。

4. 手术线事先泡在生理盐水中。

5. 室温较低时，要用手术灯照射动物以保温。

6. 亦可使用灸法，或取其他穴位，如水沟、关元等。

7.测量血压亦可用水银检压计，使用时在水银检压计中注入 3.8% 枸橼酸钠，连接动脉插管，勿使管中有气泡，先将水银检压计中的压力升高至 100～120mmHg，并在动脉插管中注入少许肝素备用。

## 实验三十六　艾灸内关穴对甲襞微循环的影响

【实验目的】

甲襞微循环可以反映全身微循环情况，冷水刺激手，会引起局部甲襞微循环血流减慢和局部缺血。本实验用于观察艾灸对冷水刺激后手甲襞微循环的影响。

【实验器材】

甲襞微循环检测仪、香柏油、4℃冷水、烧杯、纯艾条、秒表。

【实验步骤】

1.志愿者随机分成 2 组。一组为艾灸组，一组为对照组。

2.室温 20℃左右，休息 15 分钟。

3.志愿者依次先测基础的甲襞微循环。具体操作如下：受检查者一般取坐位，手的高度应与心脏同高；在左手无名指甲襞皮肤处滴 1～2 滴香柏油。调节甲襞微循环检测仪的显微镜，直至看到清晰的甲襞微循环图像。记录血液流态、血管形态等数值。

4.志愿者依次左手浸入 4℃冷水中 3 分钟。

5.志愿者依次测冷水刺激后的甲襞微循环。具体操作同步骤 3 中介绍。

6.艾灸组志愿者双侧内关穴悬灸，灸 10 分钟。对照组志愿者自然休息 10 分钟。两组志愿者依次测艾灸后和自然休息后的甲襞微循环。具体操作同步骤 3 中介绍。

7.汇总实验结果，比较两组志愿者不同时间段甲襞微循环变化情况。

【注意事项】

1.为保证数据的客观，尽量减少测量误差，甲襞微循环检测为同一人检测，且检测人员不清楚分组情况。

2.因冷水刺激对甲襞微循环的影响是一个短暂可逆过程，请按照规定操作时间进行并比较。

3.温度对甲襞微循环的影响较大，应保持室温恒定。

4.检查前 1 小时内禁止服用食物，检查完后及时洗手。

5.女性避开月经期。

## 五、针灸对消化系统作用的实验

## 实验三十七　电针"足三里"穴对大鼠胃运动的影响

【实验目的】

观察电针"足三里"穴对胃运动的影响，以了解电针对胃运动的作用。

【实验对象】

健康成年大鼠，雌雄不拘，体重 200～300g。

【实验器材】

生物机能实验系统、大鼠胃肠运动换能器、10% 水合氯醛、电针仪、一次性毫针（0.3mm×13mm）、手术器械（眼科镊、眼科剪、手术剪、止血钳、手术线、医用缝合针等）等。

【实验步骤】

1. 大鼠称重，用 10% 水合氯醛（按 0.35mL/100g 剂量）腹腔注射麻醉大鼠。

2. 仰卧位固定大鼠，腹部用碘伏消毒。由剑突部位提拉起腹部的皮肤，逐层剪开皮层、肌层，防止伤及胃部，找出胃。

3. 将大鼠胃肠运动换能器的 4 个角（上有 4 个针眼）与胃浆膜层轻轻缝合固定。关闭腹腔，将换能器上的连线留在腹腔外面，将换能器与生物机能实验系统连接并调试仪器至正常工作状态。用生理盐水纱布覆盖手术伤口。

4. 首先记录基础胃运动曲线 10～15 分钟。

5. 电针大鼠一侧"足三里"穴 30 分钟，连续波，无关电极在"足三里"附近 1cm 左右任意部位以形成回路，频率 10Hz，电流强度以针柄微微抖动为度。

6. 电针后，按照上述方法继续记录胃运动曲线直至针后 1 小时。

【注意事项】

1. 实验前需禁食不禁水 12 小时。

2. 也可选用家兔进行实验。

3. 用药物造成胃运动亢进或胃运动减慢后针效更加显著。


实验三十八　针灸"足三里"穴对小鼠胃肠蠕动调整作用的实验观察

【实验目的】

观察针刺与艾灸"足三里"穴对小鼠胃肠蠕动的影响，以了解并比较针、灸对胃肠运动的作用。

【实验对象】

健康成年小鼠，雌雄不拘，体重 20～22g。

【实验器材】

一次性毫针（0.3mm×13mm）、艾条、淀粉、炭末、烧杯、电子秤、灌胃针头、注射器、眼科镊、眼科剪、直尺、小鼠固定板、胶布、蒸馏水、苦味酸等。

【实验步骤】

1. 小鼠禁食不禁水 12 小时。

2. 取淀粉 3g，炭末 3g，水 50mL，加热制成糊状备用，或取淀粉 10g，水 50mL，在火焰上制成糊状，再加入墨汁 2 滴，使糊状物变黑即可备用。

3. 用苦味酸对小鼠标记编号。

4.用 2mL 注射器抽取炭末淀粉糊 1mL，给小鼠灌胃后计时，并将小鼠四肢末端用胶布固定，使小鼠仰卧位固定于小鼠固定板上。随机分为 3 组，即针刺组、艾灸组、对照组。

5.针刺组用针刺双侧"足三里"穴，平补平泻法行针 1 分钟，留针 30 分钟；艾灸组用温和灸双侧"足三里"穴，持续 30 分钟；对照组除不予针刺、艾灸外，其余同样处理 30 分钟。

6.30 分钟后，以颈椎脱臼方式处死小鼠，剖腹取出胃肠。在实验台上将胃和肠管拉直，用直尺测量其被炭末淀粉糊显示的黑色距离和胃肠全长，并计算炭末淀粉糊显示的黑色距离占胃肠全长的比例。

7.分别计算出 3 组小鼠胃肠道被炭末淀粉糊充满距离占胃肠全长比例的平均值，作为胃肠蠕动的指标。

【注意事项】

1.炭末淀粉糊不要太稠，要求在 37℃中保持糊状。

2.灌胃时动作应轻柔、熟练、准确，尤其要防止误灌入气管。

3.取出胃肠后，应动作轻柔地理直胃肠道及肠系膜，用小剪刀剪断系膜（不能硬性拉扯），以自然状态不加牵引地于解剖台上测量幽门至被炭末淀粉糊充满的消化道末端的距离。

4.造成胃肠运动过速或过缓模型后，针灸效果会更显著。

## 实验三十九　针刺"上巨虚"穴对家兔小肠蠕动的影响

【实验目的】

观察针刺"上巨虚"穴对家兔小肠蠕动的影响，以了解针刺对消化系统运动功能的作用，揭示"合治内腑"内涵。

【实验对象】

健康成年家兔，雌雄不拘，体重 2～2.5kg。

【实验器材】

BL-420 生物机能实验系统、张力换能器、一次性毫针（0.3mm×25mm）、万能支架、竹夹、双凹夹、兔台、手术器械、喇叭形玻璃管、25% 氨基甲酸乙酯。

【实验步骤】

1.家兔称重，耳缘静脉注射 25% 氨基甲酸乙酯（4mL/kg 体重），仰卧位固定于兔台上。

2.剪毛备皮，于剑突下 2cm 处向下切开皮肤、肌肉暴露腹腔即可见小肠。

3.选取蠕动状态好的一段小肠，在其两端（相距 2cm 左右）穿线，在两端中间，用小号带手术线缝合针穿过空肠浆膜及肠壁，留线一段备用。

4.取喇叭管先把小肠一端丝线穿管缘孔结扎，再把小肠另一端丝线穿管缘孔结扎。

同时将穿过空肠肠壁的留线悬于管中央，上接张力换能器。

5. 将喇叭管用木夹固定于万能支架上，调整好位置，使线垂直并避免碰在喇叭管壁上，保持一定紧张度。

6. 用生理盐水纱布覆盖局部，同时用手术灯照射以保持体温。

7. 打开生物机能实验系统，记录正常小肠蠕动曲线。待记录曲线较稳定后，进行下步实验。

8. 毫针针刺双侧"上巨虚"穴，直刺 2.5～3.0mm，平补平泻法行针 1 分钟，留针 30 分钟，记录肠蠕动曲线。

【注意事项】

1. 避免小肠碰到喇叭管管壁。

2. 本实验亦可选择针刺其他穴位，亦可用灸法。

3. 亦可观察不同时辰针刺的效果。

## 实验四十 无创电刺激内关穴预处理对预防旋转诱发人体胃电节律紊乱的影响

【实验目的】

以旋转诱发人体胃电节律紊乱为实验模型，观察无创电刺激内关穴对旋转诱发的人体胃电节律紊乱有无预防作用。

【实验对象】

晕动病诱发阳性的健康成人，禁食不禁水 3 小时以上。

【实验器材】

晕动病诱发旋转器、电针治疗仪、胃电频谱分析仪、银–氯化银乏极化电极、一次性毫针（0.3mm×40mm）、乙醇棉球。

【实验步骤】

1. 每位受试者需做两次实验。第一次为（穴位无刺激）对照实验，第二次为穴位无创电刺激实验。两次实验间隔 3 天。

2. 受试者进入晕动病诱发旋转器，安静放松地坐在旋转桶内中心轴线上，下颌靠在一个位于中心轴线上可升降的支持托板上（可依身高进行调节）以保持在整个实验中心部位于旋转桶内的轴线中心，要求受试者眼睛直看前方旋转桶内壁旋转着的黑白相间条纹。

3. 按实验方法记录胃电图 10 分钟作为旋转刺激前的基础对照。

4. 接通 G6805 电针仪给予双侧内关穴无创电刺激（即电脉冲通过安置于双侧内关穴的银–氯化银体表电刺激内关穴）12 分钟。脉冲频率为 3Hz，强度以受试者强烈电麻感而无痛感为度。

5. 在穴位刺激的第 2 分钟末，开启旋转器，转速为 60°/s（10rpm），给受试者造成旋转视觉刺激，持续 10 分钟，与此同时记录胃电 10 分钟。旋转视觉刺激至 10 分钟末，即穴位刺激为第 12 分钟末时关闭穴位刺激与旋转器，结束实验。

6. 受试者的第一次对照实验除不给予穴位刺激外，余同第二次实验。每位受试者两次实验的顺序可随机确定。

7. 以下式计算胃电正常频段功率比降低百分率以评定内关穴刺激的效果：

（旋转刺激前胃电正常频段功率比－旋转刺激时胃电正常频段功率比）÷ 旋转刺激前胃电正常频段功率比 ×100%

8. 分析与比较同一受试者两次实验的胃电正常频段功率比降低百分率的差异。

9. 观察实验前后晕动症状，停止后立即评估各参数。

【注意事项】

1. 本实验的关键是要求受试者眼睛直视前方旋转桶内壁旋转着的黑白相间条纹以诱发胃电节律紊乱。

2. 受试者在实验过程中应避免身体活动以影响胃电信号记录。

3. 针刺预防晕动病效果评估（表 3-2）

表 3-2 针刺预防晕动病效果评估

| Graybiel 评分［每方面根据严重程度不同分级：无不适（N）；轻度不适（MⅠ）；中度不适（MⅡ）；重度不适（MⅢ）；严重不适（F）］ | | | | | |
|---|---|---|---|---|---|
| 恶心综合征（如头晕、上腹不适、恶心、呕吐等） | 皮肤颜色（苍白、铁青等） | 出冷汗 | 流涎（唾液分泌增多程度） | 欲睡（精神抑郁、萎靡等） | 疼痛（四肢酸痛、无力等） |
| 针刺前 | | | | | |
| 针刺后 | | | | | |

注：根据 Graybiel 晕动病症状和体征评分标准改良

每个评估项目根据严重程度不同分别记录为 1 分、2 分、4 分、8 分、16 分，直接累计总分。对出现晕动病反应者按照观察表逐个项目进行打分，根据累计总分评定晕动病反应的严重程度，并分级：无不适（N），0 分；轻度不适（MⅠ），1～2 分；中度不适 B（MⅡB），3～4 分；中度不适 A（MⅡA），5～7 分；重度不适（MⅢ），8～15 分；严重不适（F），16 分以上。

## 六、针灸对泌尿生殖系统作用的实验

### 实验四十一 电针"肾俞"穴对家兔肾脏泌尿功能的影响

【实验目的】

观察家兔在水负荷情况下，电针双侧"肾俞"穴对家兔肾脏泌尿功能的影响。

【实验对象】

健康成年家兔，雌雄不拘，体重 2 ～ 2.5kg。

【实验器材】

电针治疗仪、手术器械、静脉点滴输液器、输液架、兔台、10mL 注射器、一次性毫针（0.3mm×25mm）、输尿管插管、烧杯（200mL 一个，50mL 一个）、生理盐水、胶布、纱布、棉球、缝线、20% 氨基甲酸乙酯。

【实验步骤】

1. 麻醉：取家兔称重后，由耳缘静脉缓慢注入 20% 氨基甲酸乙酯（按 5mL/kg 剂量），麻醉后将家兔仰卧位固定于兔台上。

2. 手术

（1）从耳缘静脉进行生理盐水滴注，滴速为每分钟 10 ～ 15 滴。

（2）下腹部剪毛备皮，由耻骨向上近中线切开腹部，切口长约 5cm，沿腹白线切开肌肉层，注意勿损伤膀胱，切开肌肉后即可见到膀胱。

（3）轻轻取出膀胱，在膀胱腹面膀胱三角区附近可见到动脉血管，在其附近找出白色血管状的输尿管 2 ～ 3cm，注意勿损伤血管以免影响插管。在已分离好的输尿管下方穿两股结扎线，先结扎输尿管的膀胱端。

（4）用眼科剪在输尿管上取约为其管径 1/3 左右的开口，可见到有尿液流出，然后插入树脂导尿管（管内已充满生理盐水）并结扎固定。用生理盐水纱布覆盖手术伤口，并将家兔改成侧卧位，以便于针刺"肾俞"穴。

3. 观察内容

（1）记录正常肾脏分泌尿滴数，待分泌稳定后，记录 10 分钟尿滴数作为针前对照。

（2）电针双侧"肾俞"穴，连续波，频率为 10Hz，电流强度以针柄微微抖动为度，时间 20 分钟。

（3）停止电针后即起针，观察尿滴数，记录尿滴数 1 ～ 1.5 小时（每 5 分钟记录一次读数）。

4. 结果记录：将针刺前后的尿液分泌情况（每 5 分钟尿液分泌的滴数）绘制成时间 – 效应曲线，进行比较并分析结果。

【注意事项】

1. "肾俞"穴位于家兔第三腰椎前内角，距背中线约 1.5cm 的凹陷处，左右各一穴。

2. 耳缘静脉滴注生理盐水时，滴速要一致，以免因静滴速度差异而影响实验结果。点滴速度因兔个体差异及正常泌尿量可以不同，不宜强求各组一致。

## 实验四十二　针灸"至阴"穴对家兔子宫运动的影响

【实验目的】

通过记录家兔在体子宫运动，对比观察针刺和艾灸"至阴"穴对家兔子宫运动的影响，增强对艾灸至阴穴转胎作用的认识。

【实验对象】

健康成年家兔，雌性，体重 2.5～3kg。

【实验器材】

常用手术器械一套，玻璃子宫导管、缝线、一次性毫针（0.3mm×13mm）、艾条、20% 氨基甲酸乙酯、台氏液、张力传感器、蛙心夹、10mL 注射器、生物信号记录仪、兔台、手术灯等。

【实验步骤】

1.麻醉：取家兔称重后，由耳缘静脉缓慢注入 20% 氨基甲酸乙酯（按 5mL/kg 剂量），麻醉后将家兔仰卧位固定于兔台上。

2.手术

（1）剪毛：剪去耻骨联合上方至脐下的兔毛。

（2）切口部位：在耻骨联合上方做 3～5cm 长的皮肤切口，沿正中线分离肌肉，打开腹腔。注意：不要损伤膀胱。

（3）找子宫：在膀胱后上方，可看到羊角状子宫，找出一侧子宫角。

（4）固定子宫导管：蛙心夹固定在子宫壁，将线穿过蛙心夹并从子宫导管口引出，用缝线将子宫导管固定在宫壁上。

（5）将子宫放回腹腔，围绕子宫导管下部将切口缝合好。

（6）连接传感器。将连在蛙心夹上的线轻轻提起，吊起子宫，然后把吊线垂直地连在传感器的杠杆上。

3.观察内容

（1）记录正常子宫舒缩活动 5 分钟。

（2）艾灸双侧"至阴"穴 20 分钟，连续记录子宫运动波。注意灸条要正对穴位，距皮肤 1.5～2cm。

（3）停灸休息 10 分钟。

（4）针刺双侧"至阴"穴 20 分钟，连续记录子宫运动。

（5）停针休息 10 分钟。

（6）灸前肢小趾外侧部位（对照点）20 分钟，连续记录子宫运动。

4.结果记录：分别记录针灸前，针灸开始后 5 分钟、10 分钟、15 分钟、20 分钟、25 分钟（即停止针灸后 5 分钟）、30 分钟（即停止针灸后 10 分钟）时子宫活动，将结果填入表 3-3。

表 3-3 针灸效果记录

| 实验项目 | 运动频率（次／分） | | | | | | | 平均幅度（mm） | | | | | | |
|---|---|---|---|---|---|---|---|---|---|---|---|---|---|---|
| | 前 | 5' | 10' | 15' | 20' | 25' | 30' | 前 | 5' | 10' | 15' | 20' | 25' | 30' |
| 艾灸至阴 | | | | | | | | | | | | | | |
| 手针至阴 | | | | | | | | | | | | | | |
| 艾灸对照点 | | | | | | | | | | | | | | |

【注意事项】

1. 动物保温：用手术灯加温腹部。子宫导管内由上口注入 38℃台氏液。

2. 缝针进针子宫浆膜层，固定子宫导管不宜隔得太远，蛙心夹连线松紧适度，先系好线，再移动换能器。

3. 记录时应区别呼吸及肠蠕动对子宫运动的影响。

## 实验四十三　电针"合谷"穴对孕早期大鼠宫缩的影响

【实验目的】

通过记录孕早期大鼠子宫的收缩情况来观察电针的调整作用，探讨"合谷"穴的堕胎作用。

【实验对象】

健康成年大鼠，体重 250g 左右，雌性 10 只，雄性 5 只。

【实验器材】

天平、棉签、生理盐水、玻璃刮片、显微镜、张力换能器、生理记录仪、一次性毫针（0.3mm×13mm）、2mL 注射器、10% 水合氯醛、8 号注射针头、手术缝合线、纱布、电针治疗仪等。

【实验步骤】

1. 孕早期大鼠的模型制备：显微镜（10×10 倍）下观察大鼠阴道脱落细胞变化以确定发情期。将处于发情期的雌性大鼠与雄性大鼠按 1：1 合笼。次日检查脱落的阴栓，见阴栓为妊娠第一天。

2. 麻醉：于大鼠怀孕的第七天给药麻醉。腹腔注射 10% 水合氯醛（0.35mL/100g），仰卧位固定。

3. 手术：行下腹部正中切口，拉开大网膜，暴露子宫，于左侧子宫的中段用 8 号注射针头刺一小口，将自制的小电极放入小口内。电极的另一头与张力换能器及生理记录仪相连，伤口用生理盐水纱布覆盖并保持体温。

4. 观察内容：将实验动物分为电针组和对照组。

（1）记录处理前子宫的收缩曲线 5 分钟。

（2）电针组：电针双侧"合谷"穴，连续波，频率 10Hz，强度以引起大鼠肢体轻微抖动为度，时间 20 分钟。电针过程中及针后 30 分钟内始终描记曲线。

（3）对照组：与电针组同步记录子宫收缩曲线。

【注意事项】

1. 手术过程中注意保温。

2. 应保证造模成功后方可进行实验。

3. 亦可选用昆仑、三阴交等穴。

## 七、针刺对免疫系统作用的实验

### 实验四十四　电针"大椎""百会"穴对家兔耳郭急性炎症的影响

【实验目的】

了解急性炎症动物模型制作方法及观察电针"大椎""百会"穴对家兔耳郭急性炎症局部血管通透性的影响，加深对针灸抗炎机制的理解。

【实验对象】

体重接近（2～2.5kg）、性别相同的成年健康大耳白兔2只。

【实验器材】

兔固定盒、电针仪、松节油、10%台盼蓝溶液、乙醇棉球、一次性毫针（0.3mm×25mm）、1mL和5mL注射器、4号注射针头、剪刀、直尺、游标卡尺、坐标纸、塑料薄膜或透明纸。

【实验步骤】

1. 家兔称重。

2. 用剪刀将两只家兔同侧耳郭背面的毛剪去，一直剪到耳根部。注意不要剪破皮肤。

3. 选取耳郭背面中下1/3处血管分布最少部位为致炎区，用游标卡尺测定该部位致炎前厚度后，用乙醇棉球消毒，然后于该部位皮下注射松节油0.1mL，出针后用干棉球稍用力按压针孔片刻。

4. 注射致炎剂后，取一只家兔立即电针"大椎""百会"穴20分钟（针刺"大椎"穴深度以刺入椎管为宜，"百会"穴针刺方向朝向致炎耳耳根），连接电针频率10Hz，连续波，强度以致炎耳微颤为度。对照家兔同样固定，不做电针。

5. 出针后，分别从两只家兔另一侧耳缘静脉注入台盼蓝溶液（按1.5mL/kg剂量），然后观察炎症耳郭局部变化。注射时要避免染料外漏。

6. 注射台盼蓝溶液后，每隔30分钟观察比较一次两只家兔耳郭的局部炎症表现，共观察2小时。观察指标及方法如下：

①蓝染面积：用塑料薄膜或透明纸描绘后，画成小梯形或三角形计算其面积，也可在坐标纸上计算其方格数。

②肿胀厚度：用游标卡尺量取炎症中心的厚度。

③蓝染程度：目测蓝染颜色深浅，以－、±、＋、＋＋、＋＋＋、＋＋＋＋表示（可疑蓝染为±）。

7. 整理实验结果，写出实验报告。

【注意事项】

1. 剪兔毛时，注意不要剪破皮肤。

2. 注射松节油时，两只家兔注射部位、剂量均一致。

3.给家兔注射台盼蓝溶液时，避免染料外漏。

## 实验四十五　电针"足三里"穴对家兔巨噬细胞吞噬功能的影响

【实验目的】

观察电针"足三里"穴对巨噬细胞吞噬作用的影响，并观察其时效关系。

【实验对象】

健康成年家兔，雌雄不拘，体重2～2.5kg。

【实验器材】

722型分光光度计、电针治疗仪、试管架、试管、10mL移液管、动脉夹、注射器（5mL、10mL）、一次性毫针（0.3mm×25mm）、5号注射针头、离心机、兔固定架、2%刚果红、3.8%枸橼酸钠。

【实验步骤】

1.家兔称重后固定于兔架上，耳郭剪去毛发以备采血，用手术灯照射耳部，使血管扩张以便于取血。洗净试管并标号以免差错，在每个试管中放入3.8%枸橼酸钠冲洗以防止凝血。

2.用动脉夹夹住取血静脉的近心端，然后用注射针头刺破静脉血管远心端，使血液自然流出，立即用1mL注射器缓缓吸入血液0.2mL（注意勿使气泡过多影响血量准确性），把采到的血液迅速注入1号试管，摇匀，准备离心，洗净注射器，并以3.8%枸橼酸钠冲洗以备再次采血使用。

3.血样离心5分钟，转速2000rpm，取出上清液，用分光光度计测定其透光率或光密度，并以此血样进光率为100%标定分光光度计，作为针前空白对照。

4.耳缘静脉注射0.2%刚果红溶液（按1mL/kg剂量），注射5分钟后依上法取0.2mL血液注入2号试管中，摇匀并离心，测上清液的透光率或光密度。

5.电针双侧"足三里"穴时间80分钟，电压1.5～2V，频率16Hz，连续波，强度以下肢微微抽动为度。

6.电针后即刻、20分钟、40分钟、60分钟、80分钟分别如前法取血样0.2mL，然后分别注入3、4、5、6、7号试管中，摇匀并离心，测上清液的透光率或光密度。

7.对照组家兔除不电针外，其余干预与电针组家兔相同。

8.将各次测得的数据填入实验报告，进行分析讨论并写出实验报告。

【注意事项】

1.本实验能否成功，取血是关键。取血前必须用灯充分照射耳部，待血管充盈后再取血。

2.分光光度计使用方法及注意事项

（1）空调其透光率：开盖调"0"，关盖调"100"，重复3次（粗调）。

（2）蒸馏水调零点：开盖调"0"，关盖调"100"，重复3次（粗调）。

（3）读数：至少反复测3次，以使数据稳定。

（4）放挡：1挡，放蒸馏水，调零，一直放在里面；2挡，放血样，取数。空白对照组放色杯时注意勿用手触及其透光面。清洗时先用自来水冲洗，然后用蒸馏水冲洗1次，倒置使水流尽，不能用布擦拭。接通分光光度计后应当预热10分钟，使仪器稳定。本实验用滤光为500nm波长的红光，实际测量时至少反复测3次，至测得的数据稳定时为止。

3. 实验报告要求：将光密度或透光率与时间的关系制成表格，并画出时间-效应曲线：以光密度为纵坐标，时间为横坐标，以了解其相互关系，写出实验报告。

# 第四章　PBL 实验教学指导 ▷▷▷

## 第一节　Shepherd 医生的疑惑——针灸能镇痛吗？

### 第一幕

Shepherd 医生是美国西雅图仁爱医院（Seattle Grace Hospital, America）的一名风湿科医师，有 15 年的临床经验。他清楚地知道风湿病患者最大的痛苦就是疼痛。Shepherd 医生经常给病人开镇痛药物，例如扶他林等。近几年，针灸在痛症上的治疗应用引起了 Shepherd 医生的关注，他经朋友介绍，到当地一些中医门诊进行了解和学习。

Shepherd 医生来到位于 Bellevue 的一家中医诊所。走进诊所，太极图、穴位图映入眼帘；走廊通道上摆放着各种各样的中药材；候诊室播放着中国古典音乐；治疗室里，病人正躺在治疗床上接受治疗，旁边摆放着各种针灸治疗器具：火罐、电针、TDP（神灯）……治疗时，针灸医师会时不时询问病人的针刺感受。

Shepherd 医生看到：有的病人只是接受针刺治疗；有的却一边扎着针，还一边用 TDP 照射着。同是治疗头痛，针刺部位却很不一样，有的针刺在腰部，有的针刺在手背。治疗结束后，Shepherd 医生询问了他们的治疗感受，有的说效果很好，有的说效果一般，打算治疗完这个疗程就不来了。Shepherd 医生此时产生了很多疑惑：针灸真能镇痛吗，还是只是一种心理暗示？针灸哪些穴位效果更好？哪种针灸治疗方法镇痛更有效？有的针灸医师安排一天一次的治疗，有的针灸医师安排一周两次的治疗，有什么依据呢？

Shepherd 医生请教针灸医师，针灸医师用中医相关理论予以回答，但他并不能很好地理解。

Shepherd 医生是一个很爱研究的人，他们医院有自己的研究中心。于是，Shepherd 医生打算自己组织一些人员开展有关针灸镇痛的研究，为他心中的疑惑寻找答案。

**学习重点：**

1. 如何证明针灸治疗并不是一种心理暗示？请设计一个临床试验进行证明。

2. 为何同一部位的病痛，穴位的选择上却不同？

3. 为何不同的病人之间针刺镇痛的疗效会有差异？影响针刺疗效的因素有哪些？

## 第二幕

Shepherd 医生回到医院，走进了医院的基础研究中心，研究中心现有资源相对有限，但可为他的研究提供以下实验资源：

| 实验动物 | 常规实验器具 | 测痛仪器 | 针灸器具 | 其他实验试剂和材料 |
|---|---|---|---|---|
| 小鼠<br>（10～15只） | 手术剪 | 光热测痛仪 | 毫针 | 根据需要另行提供 |
| | 止血钳 | | 艾条 | |
| | 镊子 | | 三棱针 | |
| | …… | | …… | |

Shepherd 医生根据以上实验条件，选择了针灸镇痛的一个相关问题，设计研究方案（尽量保证科学、严谨）来开展研究。

注：光热测痛仪是一种以光热作为痛刺激的测痛装置。使用时，先将小鼠放入鼠槽以固定，并将其尾巴置于光热源上部。接通电源后，光热刺激照射小鼠尾部，当小鼠感觉疼痛时，会以甩尾来躲避光热刺激。光热测痛仪附带一个计时器，从光热源被打开即自动计时，之后可随时按闭计时器。

**学习重点：**

1. 根据第一幕中，Shepherd 医生心中的诸多疑惑，通过小组讨论确定研究主题和内容自设计实验方案。

2. 参与实验设计答辩审核，进行相应修改以完善实验设计。

3. 实施实验。

## 第三幕

实验完成后，Shepherd 医生对研究结果进行了总结和分析。他同时也在思考，这个实验能解释他心中的疑惑吗？

**学习重点：**

1. 对实验结果进行总结、分析、讨论。

2. 如何进一步改进实验？

**学习资料：**

1. 教材

（1）郭义主编. 实验针灸学［M］. 北京：中国中医药出版社，2016.

（2）余曙光，徐斌主编. 实验针灸学［M］. 北京：人民卫生出版社，2016.

（3）熊鸿燕，易东. 医学科研方法设计、测量与评价［M］. 重庆：西南师范大学出版社，2009.

2. 论文

（1）张吉，张宁. 针刺镇痛机制的探讨［J］. 中国针灸，2007，27（1）：72-75.

（2）杨介宾，宋开源，梁繁荣，等.不同针灸疗法对佐剂关节炎大鼠外周镇痛机理的研究［J］.中国针灸，1999，6：362-366.

（3）陈明人，陈日新.针刺镇痛效应特点与一般规律［J］.江西中医学院学报，2008，20（6）：46-47.

（4）郑雅文，吴明玥，沈雪勇，等.清醒无束缚大鼠急性踝关节炎症痛实验中的应用［J］.针刺研究，2020，45（8）：645-651.

（5）方剑乔.针刺镇痛——全景式的多维度疼痛调控方案［J］.针刺研究，2018，43（8）：459-466.

# 第二节　大壮与艾灸的亲密接触

### 第一幕

大壮是一名建筑工人，今年 40 岁，最近 1 年来总是在饭后感觉腹部疼痛，时发时止，遇寒加重，久站或劳累后尤甚。近日腹部疼痛加剧，于是，他到医院进行诊治，医生诊断为慢性胃炎，给予抗胃酸药物和抗生素治疗，但 3 天仍不见好转。妻子跟邻居聊天时说起丈夫的病，有个邻居说用艾条熏烤腹部可以缓解胃痛。妻子认为可能是熏烤的温热作用起效，于是她找了些梧桐树叶，用纸卷成直径大约 3cm 的圆筒，点燃后靠近大壮腹部熏烤。熏烤时李先生感觉腹部疼痛有所缓解，但过了一会儿腹部又痛起来。一个朋友建议他去看中医，说针灸治疗方法多，可以尝试一下。于是大壮来到当地中医院针灸门诊寻医问治。

中医院张医生接待了大壮。张医生询问病情后说："我给您用艾灸试试。"大壮听了立即说没有效果，然后讲述了他妻子用梧桐叶给他熏烤的过程。张医生听了笑着说："我给您换个方法吧。"大壮听后，半信半疑地躺到了治疗床上。张医生选取百会、合谷、中脘、气海、足三里穴，用清艾条施行温和灸和雀啄灸，使穴位处有温热感而无灼痛，每穴灸 30 分钟。如此持续了 5 次后，大壮症状明显缓解。

**学习重点：**

1. 梧桐树叶卷是否可以代替艾条？为什么？

2. 艾灸为什么能够治疗疾病？其作用途径有哪些？

### 第二幕

大壮建筑工地工作忙，已经向工头请了好几天假，不好意思再请假，打算在家自己进行治疗。他觉得张医生的治疗方法挺简单，心想之前熏烤没有效果，可能是因为灸的部位较少，于是晚上回家后，就让妻子模仿医生的方法给他治疗，用剩下的梧桐树叶卷，对准头部、腹部和腿上的大概位置进行灸疗。树叶卷比较大，一会儿就感觉灸的地方发热了，10 ～ 15 分钟便结束治疗。

又 1 周过去了，大壮觉得在家里灸效果不是太好。他意识到可能是自己方法不对。

于是大壮夫妇找到张医生咨询，张医生向他们说明了影响灸法疗效的因素，指导他们如何取准穴位，并开了一盒艾条处方。大壮按照医生建议在家用艾条灸法治疗 1 个月后，症状完全消失。巩固治疗半个月，半年未复发。

**学习重点：**

1. 分析大壮模仿医生治疗效果不好的原因。

2. 如果您是张医生，请结合艾灸的作用原理，给患者做出治疗指导并说明理由。

**学习资料：**

1. 教材

（1）郭义主编. 实验针灸学［M］. 北京：中国中医药出版社，2016.

（2）王富春. 灸法医鉴［M］. 北京：科学技术文献出版社，2009.

（3）余曙光，徐斌主编. 实验针灸学［M］. 北京：人民卫生出版社，2016.

2. 论文

（1）杨莉，杨金生，李亮. 等. 灸法作用机理的研究现状与分析［J］. 光明中医，2010，25（5）：900-901.

（2）谢华，易受乡，易展，等. 灸法量效关系的研究进展与思考［J］. 中华中医药学刊，2010，28（5）：1003-1005.

（3）张青元，胡淑萍. 艾灸机理研究现状与探析［J］. 上海针灸杂志，2008,27（5）：47-48.

（4）刘迈兰，曾芳，和中浚，等. 艾为最佳施灸材料探析——基于艾与其他典型灸材的比较［J］. 江苏中医药，2009，41（6）：59-61.

（5）李西忠，李忠正，席强，等. 影响灸法作用因素的研究进展［J］. 针灸临床杂志，2008，24（8）：58-61.

（6）魏建子，沈雪勇，丁光宏，等. 隔物灸温热刺激的作用途径与机制分析［J］. 中国针灸，2007，27（5）：391-393.

（7）李晗，赵继梦，郑桂芝，等. 针刺和艾灸对躯体疼痛镇痛效果差异的 Meta 分析［J］. 世界科学技术—中医药现代化，2016，18（3）：381-383.

# 第三节　胖胖的烦恼

**第一幕**

大学期间的小美，人长得就像她的名字一样，是五官端正、身材苗条的美女，身高 165cm，体重 101 斤。可是自从毕业工作后，生活没有规律，工作压力大，经常大吃大喝，过了 1 年体重便长到了 120 斤。虽然觉得有点胖了，但身材还算均匀，所以只是嘴上常常念叨："我要减肥！"可是一想到要告别美食，就做不到。去运动，没时间也没有精力。这样又过了 1 年半，体重又长了，成了 140 斤。同事都叫她"胖胖"了。原来的衣服穿不上了，买衣服时最怕听到营业员说的是："对不起，这衣服没有你穿的码。"

于是小美下定决心减肥了。节食吧，早饭吃个鸡蛋和一杯酸奶，午饭吃个半饱，晚饭不吃米饭，只吃点蔬菜和汤。每天都饿得没有力气，看到美食的图片就直咽口水。一周下来，终于瘦了 2 斤。但是实在很难再坚持下去，一放开吃后，又长回去了。运动吧，每天跳绳和慢跑各半小时，一周后还真瘦了，少了 4 斤。可工作一忙，晚上有应酬，回家后就懒得动了。无奈，几天后又胖回去了。节食和运动减肥都失败了。怎么办？市场上有减肥药，但是药物总是有副作用的，不敢乱吃。听说还有抽脂的，毕竟是个手术，风险也是很大。后来，小美看到一个同事，原来也是胖胖的，近来苗条了很多。一打听，原来是去医院做了几次穴位埋线减肥。小美太高兴了，针灸减肥最安全了。

**学习重点：**

单纯性肥胖的针灸治疗方法有哪些？

## 第二幕

于是，周六休息时，小美就前往医院针灸科做穴位埋线减肥了。医生问了她的一般情况后，告诉她现在针灸减肥主要有 2 种，一种是电针减肥，一种是穴位埋线减肥，两者效果差不多。电针减肥，需要一周来 3 次，每次约 40 分钟，12 次为一个疗程。穴位埋线减肥，2 周来 1 次，每次约 20 分钟，3～4 次为一个疗程。小美工作忙，平时没有空，所以就选择了穴位埋线减肥。医生嘱咐了埋线注意事项，并要求小美在知情同意书上签字，还告诉小美，穴位埋线减肥，由于埋入的是羊肠线，是一种异体蛋白，个别人会有过敏反应，会造成皮肤下硬块很久不消退等现象。小美做了穴位埋线，还好，不大疼，跟针刺差不多。想着能瘦下来了，小美乐滋滋地回家了。

**学习重点：**

穴位埋线减肥有哪些优势。

## 第三幕

回家后，小美根据医生的要求，清淡饮食，少吃油腻。埋线第 3 天局部出现红、肿、热、痛等无菌性炎症反应，医生给的知情同意书中提到的，这是正常现象。上面提到个别严重的，甚至会在埋线处脂肪液化、线体溢出，需做抗过敏处理，必要时切开取线。小美暗想：还好，我没有对羊肠线严重过敏。

就这样，2 周后小美轻轻松松瘦了 5 斤，腰围明显小很多。她再次来到医院。医生检查她上次埋线部位，发现还有 5～6 处部位下面有小硬块。小美问医生是什么原因，医生说："因个人体质差异有别，不同个体对线的吸收时间不同。吸收快的，一般 10 天左右，吸收慢的可能会要一个月以上，皮下可出现硬块、结节等。"小美这也属正常现象，可以继续开始第二次的埋线。

**学习重点：**

1.穴位埋线有哪些禁忌证？

2.穴位埋线的不良反应有哪些？应对的处理措施是什么？

### 第四幕

小美的同事看到她瘦了，很羡慕，也纷纷想去尝试。有的已经很苗条的，也想减肥。小美想人人都能瘦下来吗？一般能够瘦多少呢？针灸减肥的机理是什么呢？

**学习重点：**

1. 针灸减肥的机理。

2. 设计一个临床试验来验证针灸减肥的疗效。

3. 设计一个动物实验来探讨针灸减肥的机理。

4. 瘦人埋线减肥还会更瘦吗？为什么？

**学习资料：**

1. 教材

郭义主编. 实验针灸学［M］. 北京：中国中医药出版社，2016.

2. 论文

（1）柯超，单生涛，谢峥嵘，等. 穴位埋线线体及针具的应用发展［J］. 中华中医药杂志，2020，35（11）：5644-5647.

（2）陈桢艳，肖书熠，汪琬，等. 穴位埋线治疗单纯性肥胖临床分析［J］. 亚太传统医药，2020，16（09）：138-141.

（3）伍先明，胡孝跃，孙泽，等. 不同层次穴位埋线对单纯性肥胖大鼠血脂及瘦素的影响［J］. 时珍国医国药，2019，30（12）：3054-3055.

（4）钟冰，黄新，王婷婷，等. 穴位埋线治疗单纯性肥胖的研究进展［J］. 世界最新医学信息文摘，2019，19（76）：104-105.

## 第四节　偏瘫的老王头与针灸结下了不解之缘

### 第一幕

老王头是一名退休教师，今年70岁。退休后在家养养花，遛遛鸟，衣食无忧，生活很是惬意，平时有高血压病史多年，最高血压达190/110mmHg，服用卡托普利、速尿等药物，血压控制尚理想。除了血压的问题，老王头身体没有太大的问题。但是，他心里有件不痛快的事，那就是看不惯儿子对孙子的严厉管教，老王头的孙子今年上小学5年级，在儿子的安排下，每周要上4个课外辅导班，周六周日都排得满满的，老王头作为一名教育工作者，觉得小孩子应该有自由玩耍的时间，而孙子这样太累，不利于他的成长。老王头多次和儿子讨论减少孙子的辅导班，但是儿子不同意，认为小孩应该多学习才能应对将来社会上越来越激烈的竞争，所以，孙子每天奔波于学校和各个辅导班之间，时间被安排得满满的，一直得不到休息。看到疲惫的孙子，老王头很是心疼。一周前，儿子听说有家教育机构有一个很好的课外辅导班，辅导奥林匹克数学的得奖率很高，他又要给孙子去报这个辅导班。老王头得知后与儿子大吵一架，最后也没能劝阻儿子，老王头很是生气，突然出现神志昏迷、不省人事、面赤气粗、喉间痰鸣。儿子见状，急忙拨打120，把老王头送到就近的一家医院住院治疗，老王头次日出现左侧半身不遂、口眼歪斜、舌红、苔黄腻、脉弦数。医生诊断为急性中风，给予相应治疗，但一周了仍不见好转。老王头的主治大夫建议他结合针灸治疗，于是老王头的儿子带着父亲来到当地中医院针灸门诊寻医问治。

中医院针灸科李医生接待了老王头。李医生对老王头进行查体、询问病情后，告诉他们中风病程越短，针灸治疗效果越理想，像老王头这种情况，还有神经功能恢复的希望，李医生建议他们住院接受系统的针灸治疗。老王头的儿子听从了李医生的建议，为老王头办理了住院手续。

**学习重点：**

1. 针灸为什么能够治疗中风，其作用机制是什么？

2. 针灸治疗中风的最佳时机是什么时候？

## 第二幕

老王头在针灸科住院后，采用中西医结合的方法治疗，其中针刺治疗方案是：①体针：选取患侧内关、水沟、合谷、太冲、十二井穴，进针得气后，行提插捻转泻法，留针30分钟；②头针：选取颞前斜线、顶旁1线和顶旁2线，快速进针，捻转2分钟，每次留针30分钟，留针期间反复捻转2～3次。行针时和留针后让老王头活动患侧肢体。以上治疗每日一次，10天为一个疗程，疗程之间间隔3天。老王头在医院坚持治疗了3个疗程后，症状、体征明显减轻，能够持杖行走，生活基本自理。老王头考虑到在医院生活各方面都不方便，便打算出院后到门诊继续接受治疗，管床医生考虑到老王头的病情已趋于稳定，可以出院，在给他讲解了如何在家进行功能锻炼，并嘱其到门诊继续针灸治疗后，为其办理了出院手续。

**学习重点：**

1. 如何运用针灸治疗中风？请对中风后不同症状的治疗方案进行分析、讨论。

2. 如果您是李医生，请结合针灸的作用原理，给患者做出治疗指导并说明理由。

## 第三幕

看到老王头经过一个月的治疗，病情好转出院，李医生也很高兴，同时，李医生是一个喜欢研究问题的人，他在想，针灸对中风病人的治疗效果是可以肯定的，但是，针灸健侧还是患侧穴位效果更好？针灸刺激最佳的量效关系如何？李医生决定到图书馆和网络上查阅资料来研究这些问题。查阅资料的结果能很好解决他心中的疑惑吗？

**学习重点：**

1. 如果您是李医生，请结合该病例，查找针刺治疗中风的相关资料，总结前人针灸治疗该病不同时期的经验，为提高疗效提供最佳治疗方案。

2. 关于针灸防治中风，可开展哪些相关临床和实验研究，这些研究能说明什么问题？

**学习资料：**

1. 教材

（1）郭义主编.实验针灸学［M］.北京：中国中医药出版社，2016.

（2）高树中，杨骏.针灸治疗学［M］.北京：中国中医药出版社，2016.

2. 论文

（1）梁启放，刘文星，韩小雪，等.针灸干预对缺血性脑卒中患者血液流变学的影响［J］.针灸临床杂志，2021，37（02）：49-55.

（2）崔林华，齐丛会，邢潇，等.五线七针疗法治疗脑卒中后肢体功能障碍临床观察［J］.中华中医药学刊，2020，38（12）：237-240.

（3）黄秀荣，张子强，赖名殷，等，针刺调控 miR-128-3P 对卒中大鼠神经功能及 Nrf2 表达影响［J］.上海针灸杂志，2020，39（11）：1457-1464.

（4）彭拥军，徐疏影，李忠仁，等.缺血性脑卒中后血管新生及针灸干预机制研究［J］.辽宁中医药大学学报，2020，22（04）：8-12.

（5）孔谐和，黄琴峰，杨光，等.针灸治疗痉挛性偏瘫临床选穴规律探析［J］.上海针灸杂志，2019，38（11）：1302-1309.

（6）赵霞，刘光辉.不同针刺时机和选穴配伍联合治疗中风后痉挛状态增效因素探讨［J］.辽宁中医药大学学报，2019，21（08）：126-130.

（7）马继红，彭拥军，孙建华，等.肠道菌群在针灸治疗缺血性脑卒中的作用研究［J］.针灸临床杂志，2019，35（03）：5-9.

（8）朱路文，赵晓倩，唐祎周，等."逆针灸"防治中风痛的研究进展［J］.世界中西医结合杂志，2019，14（01）：130-132+141.

（9）果志霞，急性期脑中风针灸治疗的研究进展［J］.内蒙古中医药，2018，37（09）：111-112.

# 第五节　同病相怜的老邻居

## 第一幕

老张和老王是老邻居了，两个人经常一起锻炼身体，聊天，遛鸟。入冬以来，老张（60岁）的高血压开始加重，并伴有间歇性头晕、头痛、失眠半年，加重半个月，之前一直服用的拉西地平片和厄贝沙坦降压药也不太管用了。今日到医院就诊，血压 160/120mmHg。

医生询问了老张的既往史和家族史，得知老张年轻时一向身体健康，少量吸烟、偶尔喝酒，平时注重锻炼，无心血管家族史，无严重心脑血管疾病及其他系统疾病，在50多岁例行体检时偶然发现血压偏高，后经确诊为原发性高血压。现症见：头晕、五心烦热、耳鸣、舌红、苔薄黄、脉弦细数。

医生在继续原来用药的基础上给予针刺治疗，三次后老张血压恢复到正常

130/80mmHg。

**学习重点：**

1.根据上述案例，分析其中医诊断、证型、治法、针刺取穴、方义及具体操作。

2.针灸治疗通过调节体内什么系统而有效控制血压在平稳水平？体现了针灸调整作用的什么特点？

## 第二幕

老张刚好些，就听说老王住院了，原来老王（67岁）也是老病号，和老张一样患高血压多年，抽烟喝酒也无所顾忌，体重超过190斤，患有脂肪肝，血脂高，吃药也断断续续。这不天气一冷，血压直冲180/140mmHg，心慌、气短、头晕、乏力、心律不齐。入院查心电图，P波消失，出现小而不规则的房颤波，心率118/min，以房颤收入院。心彩超示：室间隔和左心室后壁厚度增加，左心房和左心室轻度增大。射血分数47%（正常值：55%～65%），心慌加重、憋气，甚至不能平卧。

医生在调整用药的基础上也加上了针灸治疗，但针灸对老张的疗效却没有老王那样好。

**学习重点：**

1.医生在调整用药的基础上也加上了针灸治疗，但对老张的疗效没有老王那样理想，这是为什么？体现了针灸作用的什么特点？

2.老张和老王都是高血压，为什么却有不一样的发展结果？针灸治疗效果也有差距？

**学习资料：**

1.教材

（1）郭义主编.实验针灸学［M］.北京：中国中医药出版社，2016.

（2）高树中，杨骏.针灸治疗学［M］.北京：中国中医药出版社，2016.

2.论文

（1）王洋，张丽丽，胡汉通，等.针刺治疗原发性高血压机制的国际研究进展［J］.针灸临床杂志，2021，37（02）：97-101.

（2）王雪蕊，郭玉红，徐霄龙，等.针刺对高血压大鼠延髓头端腹外侧区氧化应激水平影响的研究［J］.世界中医药，2021，16（01）：77-81.

（3）张晨新，曲怡，王建波，等.针刺调节Ghrelin对高血压大鼠血管内皮损伤保护机制研究［J］.针灸临床杂志，2020，36（12）：69-73.

（4）杜静，高莹.针刺治疗高血压机制及临床应用研究进展［J］.社区医学杂志，2020，18（18）：1303-1306.

（5）刘存志.针灸治疗心血管疾病的循证医学证据与未来设计思路［J］.中国中西医结合杂志，2019，39（11）：1306-1308.

（6）罗世琼.针刺疗法在原发性高血压防治中的应用效果［J］.中国民康医学，2019，31（20）：108-110.

# 第六节  三位同学的争论

## 第一幕

　　小马、小杨和小王都是针灸推拿学专业的学生：马大帅是推拿的忠实粉丝，杨晓雨坚信针刺的疗效，王慧慧觉得灸法方便实用。在实验针灸学的课间，三人争论起来，彼此都认为自己喜欢的治疗方式是最好的。课上三人向老师提出疑问，怎么才能证明自己是对的。老师表扬了三位同学能保持好奇心，善于发现问题并且愿意努力尝试解决问题的学习态度，但老师自己也不知道答案是什么，希望全班同学都能参与，共同验证究竟哪一种治疗方法最好。班级同学纷纷同意参与。此时，小吴同学提出，只有治疗方法没有疾病，是不能进行实验的，疫情期间同学们都在家，返校后又都在学校，或多或少都出现了胃肠道问题，比如自己就常常出现胃胀、便秘等问题，希望试一试哪一种治疗方法能解决这个问题。又有同学陆续表示自己正好相反，常常出现泄泻等问题。也希望试一试哪种治疗方法可行。当课堂一片争论时，老师为了继续引导大家，说道："很高兴同学们学习研究的热情这么高涨，既然都想尝试，那我们接下来应该怎么办呢？"有的同学认为可以记录大便次数，也有同学反对说便秘的同学统计大便次数不方便，同学们开始议论纷纷……

**学习重点：**
1. 复习掌握针灸研究的基本程序。
2. 体会如何进行科研选题并建立假说，讨论如何进行科研设计。

## 第二幕

　　经过一番讨论后，大家觉得肠鸣音数量是个很好的检测指标，所以决定把实验名称定为"针刺推拿艾灸对肠鸣音影响的临床疗效观察"，并决定在这个实验中，每一位同学既是操作者也是受术者。此时小马举手说自己以前查阅过很多文献，掌摩法可以调节肠蠕动，小杨说自己查阅的文献显示针刺天枢穴在治疗胃肠疾病方面有奇效，小王说自己查阅过隔姜灸天枢穴能治疗很多胃肠疾病。老师说："那太好了，我们就把全班同学分为三个组吧，分别是掌摩法组、针刺天枢穴组和隔姜灸天枢穴组。其中掌摩法小组，应用推拿摩法摩脐周 15 分钟；针刺天枢穴组，在双侧天枢穴进针得气后留针 15 分钟；隔姜灸天枢穴组，在双侧天枢穴进行隔姜灸 3 壮。"那么如何将全班同学进行分组呢？同学们开始窃窃私语，纷纷希望自己被分到自己喜欢的治疗组中。如果你是老师，你选择什么样的分组方法呢？如何保证每一组人数差不多，并且肠鸣音等身体基本情况也差不多呢？为了实验数据有参考价值，还应该注意哪些问题？

**学习重点：**
1. 通过讨论进一步完善该实验的设计。
2. 通过讨论进一步学习领会科研设计的基本原则。

3. 实施实验。

## 第三幕

实验完成后，通过统计分析，发现三组之间的数据并没有统计学差异，全班50名同学都很疑惑，难道三种治疗方法效果一样吗？大部分同学不认可这个实验结果，小吴小声在一旁小声嘟囔道："我在的针刺组有一些同学肠鸣音就是正常的。"小王发现有的实验小组数据被涂改过，小马质疑某些同学推拿手法不标准，小杨说她看到针刺组，有的同学针刺中行了提插捻转手法，有的却只是单纯留针……如果要进行实验改进，可以从哪些方面进行？

**学习重点：**

1. 对实验结果进行总结、分析、讨论。

2. 如何进一步改进完善实验？

3. 如果解决了以上同学的所有问题，实验结果依然各组之间没有统计学差异，那么实验室失败了吗？阴性结果是否没有科研价值？

4. 能否将阴性结果擅自修改为阳性结果？

**学习资料：**

1. 教材

（1）郭义主编. 实验针灸学［M］. 北京：中国中医药出版社，2016.

（2）熊鸿燕，易东主编. 医学科研方法设计、测量与评价［M］. 重庆：西南师范大学出版社，2009.

（3）肖顺贞. 临床科研设计［M］. 北京：北京大学医学出版社，2005.

（4）贲长恩. 医学科研思路方法与程序［M］. 北京：人民卫生出版社，2009.

2. 论文

（1）骆雄飞，王金贵. 中医推拿治疗功能性便秘研究进展［J］. 内蒙古中医药. 2019，38（7）：139-141.

（2）秦庆广，王海萍，刘坤，等. 针刺天枢对正常、便秘和腹泻模型大鼠不同肠段运动功能的双向调节效应［J］. 世界中医药. 2013，8（3）：245-249.

（3）邵佳凯，石广霞，王宇，等. 天枢穴刺灸方法与其临床主治疾病关系的研究［J］. 中华中医药杂志，2020，35（8）：4197-4200.

（4）沈宁，胡良平. 医学科研设计方法概论［J］. 四川精神卫生. 2017，30（4）：301-305.

# 第七节　张大爷的针灸情结

## 第一幕

张大爷是一名退休工人，65岁，身体一向不错。张大爷的儿子儿媳妇都在外地打工，照顾孙子的任务都落在张大爷和老伴身上。老人的孙子小明上小学六年级，正处于小升初的关键阶段，以前学习成绩一直在班里名列前茅，张大爷为此很是自豪。但是前一段时间小明上网课，开始迷上了网络游戏，学习成绩直线下滑。张大爷多次劝说，小明还是不听，张大爷心里很是着急。一次在饭后又教训起了小明，孩子竟然和老人争吵起来，张大爷突然出现了胃痛，伴胁肋胀痛，嗳气，后来食欲也变差了。听邻居介绍来到医院针灸科就诊，医生询问病情，并进行诊察，发现患者足三里、梁丘等穴，出现明显的压痛和酸胀。医生采用针刺治疗，选取了足三里、中脘、内关、合谷、太冲等穴，症状明显好转。针刺的时候张大爷感到穴位处会出现酸胀的感觉，而且针刺治疗后，胃痛迅速缓解了很多，食欲也开始恢复正常了。张大爷感到十分神奇。

**学习重点：**

1. 为什么胃痛在体表相应的穴位会出现压痛等阳性反应？

2. 为什么针刺后会穴位处会出现酸胀的感觉？

## 第二幕

过了一段时间，天气突然转凉，张大爷胃痛突然发作，胃里面发凉，喜欢用热水袋捂着。想着上一次胃痛针灸治疗特别见效，于是又去针灸科治疗。这次医生艾灸了中脘，足三里则采用了温针灸。张大爷觉得这一次针刺足三里酸胀的感觉比上一次更明显，而且足三里还出现了沿着某条路线向上方传导扩散的感觉。治疗过后胃痛就减轻了很多。张大爷对此很有兴趣，询问医生这是怎么回事？医生说这是出现了循经感传的现象。

**学习重点：**

1. 请给张大爷解释什么是循经感传现象？循经感传现象有什么特征？

2. 采用温针灸的方式对循经感传有什么影响吗？

## 第三幕

张大爷两次患胃痛，经过针灸治疗得到了缓解，对针灸产生了浓厚的兴趣。张大爷感到好奇，为什么足三里穴在腿上，针刺足三里却可以治疗胃痛？回家和小明说，你要好好学习，将来学中医，给爷爷奶奶治病。小明点点头，似乎明白了自己该怎么做。

**学习重点：**

1. 为什么针刺足三里可以治疗胃痛？

2. 思考经穴与脏腑之间的关系，其中的机制可能是什么？

**学习资料：**

1. 教材

郭义主编 . 实验针灸学［M］. 北京：中国中医药出版社，2016.

2. 论文

（1）朱兵 . 穴位敏化现象及其生物学意义［J］. 中国针灸，2019，39（2）：115-121.

（2）罗廖君，李涓，陈姣，等 . 近十年足三里穴位敏化研究的文献计量学分析［J］.

中医杂志，2018，59（15）：1332-1336.

（3）徐赟赟，孙若晗，韩德雄，等.浅谈针感、得气、气至的相互关系［J］.中医杂志，2020，61（4）：294-297.

（4）和蕊，赵百孝.针感灸感及其感传机制的研究进展［J］.针刺研究，2019，44（4）：307-311.

（5）安琪，公一囡，刘佩东，等.基于经脉脏腑相关的针刺导航药物趋向病所探讨［J］.中医杂志，2021，62（1）：32-36.

（6）柳伟婷，张亮平，郑美凤.经脉脏腑相关的研究与思路［J］.针刺研究，2018，43（7）：430-432.

# 第八节　危急时刻的针灸

### 第一幕

小文是一家海鲜市场的搬运工人，每天负责货物入库，摆放，搬运等工作。眼看临近春节，海鲜市场的生意火爆，小文的工作量也跟着翻了好几倍，从早到晚不停地忙碌。这天跟往常一样，天还没亮小文便洗漱出门，顶着寒风来到仓库间，刚要准备开工，忽然感觉自己有些头晕鼻塞，小文心想："今天出门急、穿得又少，赶上这两天降温怕是要感冒了，早点干完活好早点回去休息。"临近下班，小文已浑身乏力，不停地咳嗽，摸摸额头也烫得厉害，小文连家也没回便直奔医院。本以为只是普通的感冒发烧，可医生最终的诊断结果为一种新型的冠状病毒感染肺炎。由于病毒突如其来，一时间缺乏针对性的治疗，小文的病情开始加重，检测发现血浆多种促炎因子明显升高，肺脏等器官出现过度炎症反应，即"炎症风暴"。由于感染引起全身性炎性反应，小文随后并发了脓毒血症，出现了头痛发热、心跳过速、呼吸困难等典型症状。医生针对小文的病情，给予常规的抗生素结合糖皮质激素类药物治疗，然而过度使用糖皮质激素，小文开始出现了浮肿、高血压及胃肠功能紊乱等严重不良反应，加上糖皮质激素有很强的免疫抑制作用，从而延缓对新冠病毒的清除。于是医院建议小文结合针灸治疗，针灸在临床有着很好的抗炎作用，这样一来既能有效防止"炎症风暴"的风险，也减少了激素使用量。

**学习重点：**

1. 针灸为什么能够抗炎，可能的作用机理是什么？

2. 针刺治疗脓毒症可开展哪些相关临床和实验研究，这些研究能给我们什么提示？

### 第二幕

中医院的李医生加入了小文的治疗，在对小文的的病情进行询问诊断后，给出了电针刺激足三里穴的治疗方案，操作方法：患者取仰卧位，取双侧足三里，常规消毒，以针灸针垂直刺入，行平补平泻手法，每次留针40分钟，每日2次，疗程为7天。经过几个疗程的治疗，加上小文往日勤于锻炼，自身免疫抵抗能力较强，他的各项炎症指标都逐渐恢复，肺炎和脓毒血症的症状也明显减轻，体温恢复正常水平，能够正常进食和走动了。连续两次新型冠状病毒核酸检测为阴性，达到了出院标准。到了出院那天，李医生叮嘱小文，"回家后要做个'三好学生'，吃好、睡好、心态好。虽然出院了，但一定要注意因为免疫力下降了，随时还会有感染其他病原体的风险，这段时间一定要在家中自行隔离，做好相应的防护和消毒，避免受凉、感冒，并定期来医院复诊。"小文热泪盈眶，向医护者们深深地鞠了一躬。

**学习重点：**

1. 如何运用针灸进行感染性炎症治疗？对该治疗方案进行分析和讨论。

2. 小文出院后是否需要继续针刺治疗？为什么？

## 第三幕

针灸配合治疗脓毒血症的医案，引起了临床医疗和科研工作者的广泛关注，非药物手段如果真的能发挥确切有效的抗炎效果，将对临床多种疾病的抗炎治疗起到很重要的作用，尤其妊娠期或婴幼儿期等不适合采用药物治疗的炎症患者将是最大的受益对象。院内非药物治疗中心主任宋教授，带领其研究团队对此展开相关研究。团队成员利用细菌内毒素（脂多糖）诱发犬的全身性炎症，通过针刺足三里穴，观察到炎症明显减轻。这一现象极大地鼓舞团队成员。接着，宋教授团队联系了国内炎症免疫领域的科研机构，表达了希望通过开展动物实验的相关研究，来寻找针灸抗炎机制的想法，并获得了对方的肯定和支持。他们首先查阅了大量相关文献，利用炎症模型小鼠，以及相关转基因动物，力求验证并阐明针刺对于减轻炎症反应的显著疗效。这些研究思路来源于临床，成果也将服务于临床。运用针灸治疗，辅助甚至替代药物的诊疗方案也在进一步调整和筹备中。那么，究竟针灸疗法是如何发挥抗炎作用的效应呢？其中涉及哪些关键的神经通路？

**学习重点：**

1. 设计一个动物实验来探讨针灸抗炎的机理。

2. 对实验结果进行总结、分析和讨论，寻找针灸抗炎的机制。

**学习资料：**

1. 教材

郭义主编. 实验针灸学［M］. 北京：中国中医药出版社，2016.

2. 论文

（1）Torres-Rosas R, Yehia G, Pea G, et al. Dopamine mediates vagal modulation of the immune system by electroacupuncture［J］. NATURE MEDICINE, 2014, 20（3）: 291-295.

（2）陈波，金观源，陈泽林，等. 针刺防治新型冠状病毒肺炎及其并发脓毒症的科学依据探讨［J］. 世界中医药. 2020, 15（2）: 140-149.

（3）吴凡伟. 电针刺激足三里穴对脓毒证患者炎症反应和免疫功能的影响［J］. 中国中医急症. 2016, 25（9）: 1794-1797.

（4）王龙，张军，李旭成，等．针刺足三里对脓毒症患者炎症因子及预后的影响 [J]．中国中医急症．2019，28（9）：1619-1621.

（5）王丽娟，李健，李小娟．针刺疗法治疗脓毒症临床疗效和安全性的 Meta 分析 [J]．中医药导报，2018，24（23）：86-90.

3. 其他

新型冠状病毒肺炎诊疗方案（试行第八版 修订版）
http://www.gov.cn/zhengce/zhengceku/2021-04/15/content_5599795.htm

# 第九节　求子的艰辛

## 第一幕

小李结婚 5 年了还没怀孕，周围的同学一个个当了妈妈，看着同学在朋友圈整天晒孩子，别提有多羡慕了。小李从十几岁时因月经不规律开始求诊。有的医生诊断多囊卵巢综合征，有的医生诊断疑似多囊卵巢综合征。家人听说"多囊"的人以后很难怀孕，诊断后便带着小李开始了漫长的求医之路，但小李的月经始终不规律。结婚后小李发现的确怀孕困难，四处求医未果，加之周围人"多囊"难怀孕的话一直萦绕在耳边，十分焦虑。小李是个自由职业者，听亲戚说针灸可以助孕，便放下家里的生意，半信半疑地从外省来到本地租房治疗。安顿好后，来到家人介绍的科室就诊。看诊时，医生详细问了小李的症状及病史：小李结婚 5 年未孕，月经 40-90 天一行，形体肥胖，大便溏薄，四肢倦怠，带下量多，舌淡苔厚腻，边有齿痕，脉沉滑。B 超显示卵巢呈多囊改变。医生根据症状、病史及相关辅助检查，诊断为不孕症；多囊卵巢综合征（脾虚痰湿型）。接诊的医生告诉小李，针灸治疗不孕症疗效确切，可以调经、促进卵泡发育及排卵、促进着床，调节内分泌等，让小李一定要有信心，要做好治疗一段时间的心理准备。医生告诉她，治疗不孕症的针灸方法与普通病针灸治疗不同，会根据月经周期中气血阴阳消长变化，进行针灸序贯治疗。每周治疗 2 ～ 3 次（经期不治疗），建议小李治疗 3 个月经周期（期间如果发现怀孕停止治疗）。小李听了医生的讲解，信心倍增，表示会积极配合治疗。小李接受了第一次针灸治疗，欢天喜地的走了。

**学习重点：**

1. 多囊卵巢综合征诊断要点是什么？临床有几种辨证分型？

2. 针灸治疗多囊卵巢综合征如何取穴？

## 第二幕

医生考虑到小李月经不规律，给予了调经加助孕的针灸方案，期间进行卵泡监测，并指导同房。在中医肾 – 天癸 – 冲任 – 胞宫轴理论指导下，采取如下治疗方案：经后期取太溪、三阴交、足三里、大横；经间期取关元、子宫、阳陵泉、中极；经前期前半段取肾俞、脾俞、关元、足三里、三阴交，经前期后半段取太冲、中极、合谷、三阴交；经期不治疗；脾虚痰湿配太白、阴陵泉。操作：穴位常规消毒，常规针刺，平补平泻，经前期关元用 1 ～ 2cm 艾条段温针灸，每周治疗 2 次，每次留针 30 分钟，期间行针 1 次。治疗的前 2 个周期，在不用任何药物的情况下可以规律行经，但无发育成熟的卵泡。治疗 2 个周期还未受孕，小李越来越焦虑。第 3 个月经周期治疗时在原方案的基础上加神门，建议小李 B 超监测卵泡，并指导同房。

**学习重点：**

1. 针灸治疗多囊卵巢综合征导致的不孕症取穴以哪几条经脉为主？

2. 什么是中医肾 – 天癸 – 冲任 – 胞宫轴？

3. 针灸治疗多囊卵巢综合征如何配穴？

## 第三幕

第 3 个月经周期治疗后，小李仍然没怀孕。小李情绪接近崩溃的边缘，月经干净后来看诊时失声痛哭，医生耐心安慰她。原来小李在就诊之初未详细说明情况，这次医生才了解到，小李求医过程中，多家医院建议她进行体外受精 – 胚胎移植（in vitro fertilization–embryo transfer，IVF–ET），小李根据医生建议也进行了前期相关检查，因不甘心做试管婴儿，想自然受孕才千里迢迢跨省来针灸治疗，若再过 1 个月没怀孕，就要回到当地重新进行检查，准备进行体外 IVF–ET，生意没人打理，又不想这边的针灸治疗中断，实在不知如何是好。了解到这些情况后，医师耐心安慰，前 2 个周期治疗让月经规律了，真正的助孕才 1 个周期，让她一定要有信心。医生顶着巨大的心理压力告诉小李，再给医生 1 个周期的时间治疗，如果还未受孕再进行 IVF–ET，因针灸可用于辅助生殖不同过程中，在 IVF–ET 期间可以继续进行针灸治疗。第 4 个周期医生在原方案基础上加神门、百会、太冲治疗。

第 4 个周期针灸治疗后，小李如愿怀孕了，医生也松了一口气，其他病人看到小李自然怀孕后，也纷纷介绍周围不孕症的朋友来治疗。那么，所有的不孕症针灸都有效吗？针灸对哪种不孕症效果比较好呢？

**学习重点：**

1. 针灸治疗不孕症的机理是什么？

2. 如果你是看诊医生，如何运用中医知识解释针灸序贯疗法？

**学习资料：**

1. 教材

（1）郭义主编 . 实验针灸学［M］. 北京：中国中医药出版社，2016.

（2）王茵萍主编 . 针灸妇科治疗学［M］. 南京：东南大学出版社，2018.

2. 论文

（1）许金榜，杨娟，游秀密，等 . 针药人工周期疗法对痰湿型多囊卵巢综合征患者 MAPK/ERK 途径的影响［J］. 中国中西医结合杂志 . 2018，38（4）：415–420.

（2）中国医师协会内分泌代谢科医师分会 . 多囊卵巢综合征诊治内分泌专家共识［J］. 中华内分泌代谢杂志 .2018，34（1）：1–7.

（3）景双为，郎娟，肖洋，等．王茵萍针灸序贯疗法治疗不孕症经验浅探［J］．中医药临床杂志．2019，31（5）：859-863.

（4）庾敏姬，陶莉莉．基于 Citespace 软件分析 Web of Science 数据库中针灸治疗多囊卵巢综合征致不孕症的文献计量学分析［J］．山西医药杂志．2021，50（1）：118-121.

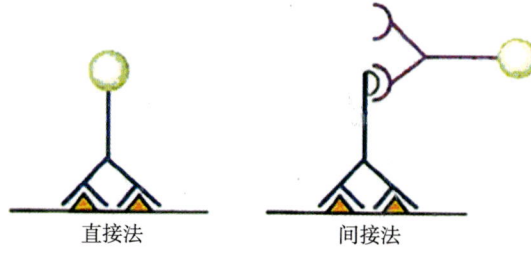

直接法　　　　　　　　间接法

**图 2-10　免疫直接荧光法和间接荧光法反应原理示意图**

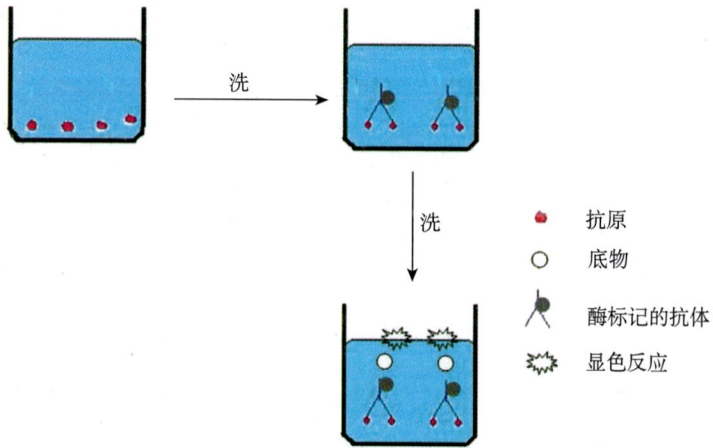

洗

洗

● 抗原

○ 底物

● 酶标记的抗体

✺ 显色反应

**图 2-12　ELISA 直接法反应原理示意图**

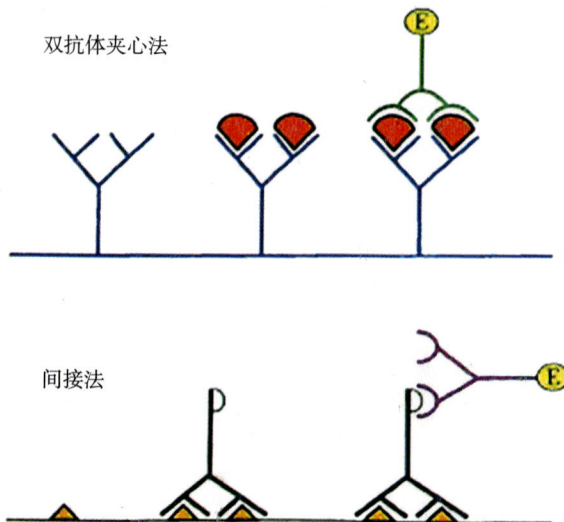

双抗体夹心法

间接法

**图 2-13　ELISA 双抗体夹心法和间接法反应原理示意图**

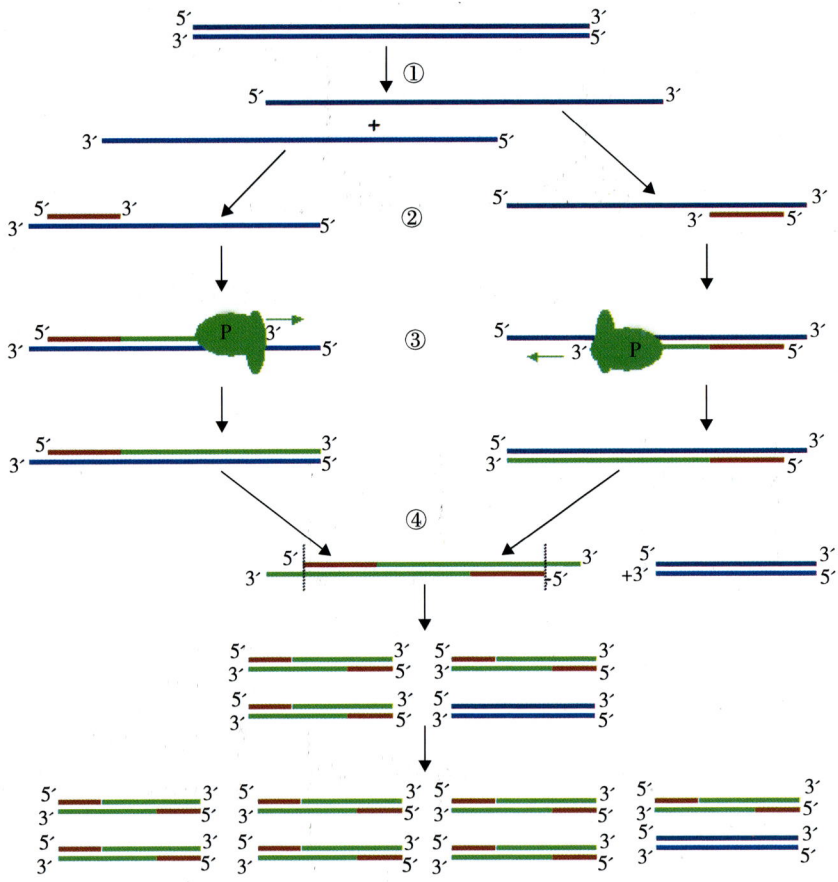

**图 2–15　PCR 反应原理示意图**

注：①变性阶段；②复性阶段；③延伸阶段，P 为聚合酶；
④ PCR 反应循环进行，产生大量的 DNA 片段复制产物